KUHARICA ZA NISKI KOLESTEROL I AKCIJSKI PLAN

100 šarenih recepata za obogaćivanje vašeg stola zdravom, uravnoteženom prehranom

Monika Adamić

Sva prava pridržana.

Odricanje

Informacije sadržane u ovoj e-knjigi služe kao sveobuhvatna zbirka strategija o kojima je autor ove e-knjige istraživao. Sažeci, strategije, savjeti i trikovi samo su preporuke autora, a čitanje ove e-knjige ne jamči da će nečiji rezultati točno odražavati rezultate autora. Autor e-knjige uložio je sve razumne napore da pruži aktualne i točne informacije za čitatelje e-knjige. Autor i njegovi suradnici neće biti odgovorni za eventualne nenamjerne pogreške ili propuste. Materijal u e-knjigi može uključivati informacije trećih strana. Materijali trećih strana sadrže mišljenja koja su izrazili njihovi vlasnici. Kao takav, autor e-knjige ne preuzima odgovornost za materijale ili mišljenja trećih strana. Bilo zbog napretka interneta ili nepredviđenih promjena u politici tvrtke i uredničkim smjernicama za podnošenje, ono što je navedeno kao činjenica u vrijeme pisanja ovog teksta može kasnije postati zastarjelo ili neprimjenjivo.

E-knjiga je zaštićena autorskim pravima © 2022 sa svim pridržanim pravima. Protuzakonito je redistribuirati, kopirati ili stvarati radove izvedene iz ove e-knjige u cijelosti ili djelomično. Nijedan dio ovog izvješća ne smije se reproducirati ili ponovno prenositi u bilo kojem obliku reproduciranja ili ponovnog prijenosa bez pisanog i potpisanog dopuštenja autora.

SADRŽAJ

SADRŽAJ 3

UVOD 7

DORUČAK 9

   1. Palačinke od griza i karambola 10
   2. Vafli od prosa 13
   3. Tofu i kelj 16
   4. Tortilja od tikvica 19
   5. Voće i kvinoja proteinska zob 21
   6. Jogijski sok od mrkve 24
   7. Hladnjaci za čili od krastavaca 26
   8. Jabuka žitarice 29
   9. Pureća kobasica za doručak 31
  10. Tepsija za doručak snježnog dana 33
  11. Tava za doručak 35
  12. Omotači za doručak 37
  13. Doručak Quesadilla 39
  14. Omlet od povrća 41
  15. Fritata s kobasicama 43
  16. Fritaja od povrća 45
  17. Fritata od tjestenine 47
  18. Krumpir za doručak 49

UŽINA 51

  19. Lollipop soja piletina 52
  20. Piletina sa jogurtom 54
  21. Začinjeni popečci sa škampima 56
  22. Pileći zalogaji s đumbirom 58
  23. Kruške punjene smokvama 60

24.	KUPINE S JOGURTOM OD BRAZILSKOG ORAHA	62
25.	KUGLICE SA ZAČINIMA	64
26.	GRICKALICA OD CELERA	66
27.	SPIRULINA KUGLICE	68
28.	P , P I P MEĐUOBROK	70
29.	KREKERI OD LUKA	72
30.	ŽUTA CVJETAČA	74
31.	SUSHI S BRAZILSKIM ORASIMA	76
32.	KIFLICE OD ČILIJA I ORAHA	78
33.	SUSHI LIGHT	80
34.	TEKSAŠKI KAVIJAR	82
35.	ČIPS BEZ MASTI	84
36.	TORTILJA ČIPS S MALO MASNOĆE	86
37.	NEMASNI UMAK OD MLADOG LUKA	88
38.	GARBANZO DIP	90

GLAVNO JELO 92

39.	MUNG GRAH I RIŽA S POVRĆEM	93
40.	TUNA S PAPRENOM KORICOM	95
41.	RIŽOTO OD SMEĐE RIŽE	97
42.	RETOX NACHOS	99
43.	TJESTENINA BEZ KUPOLE	101
44.	ZLATNA RIBICA	103
45.	SALMON CRUSH CRUNCH	105
46.	KVINOJA TABBOULEH	107
47.	PROSO, RIŽA I ŠIPAK	109
48.	ŠPANJOLSKI SLANUTAK I TJESTENINA	111
49.	ČILI KAPICE U KOKOSOVOM MLIJEKU	114
50.	CHILI FISH S CHUTNEYEM	117
51.	GRIZ SA POVRĆEM	120
52.	TEPSIJA OD CIKLE I MRKVE	122

53.	KREMASTA PILETINA S BADEMIMA	124
54.	LJUTO ZAČINJENA JANJETINA	127
55.	ZAČINJENI ŠKAMPI U KOKOSOVOM MLIJEKU	129
56.	PARSI RIBA	132
57.	WASABI PILETINA TIKKA	134
58.	KREMASTA PILETINA S ORASIMA	137
59.	GRČKA CVJETAČA	140
60.	KREMASTA TJESTENINA OD TIKVICA	142
61.	TIKVICE S PESTOM OD BUNDEVE	144

SALATE 146

62.	KUPUS SA BRUSNICOM	147
63.	ZAČINJENA SALATA OD POVRĆA	149
64.	SALATA OD CIKLE I RAJČICE	151
65.	SALATA OD KUPUSA I NARA	153
66.	SALATA OD MRKVE I NARA	155
67.	SALATA OD KRASTAVACA I KIKIRIKIJA	157
68.	SALATA OD KRASTAVACA, RAJČICE I JOGURTA	159

JUHE 161

69.	SOLSTICIJSKA KRUMPIROVA JUHA	162
70.	JUHA OD CIKLE	164
71.	JUHA OD MLAĆENICE I SLANUTKA	165
72.	MIJEŠANA DAL JUHA	167
73.	DOME-UMIRUJUĆA JUHA	169
74.	CIJELA JUHA OD MUNGA	171
75.	ZLATNA JUHA OD CVJETAČE S KURKUMOM	173
76.	ZAČINJENA JUHA S REZANCIMA OD ĐUMBIRA	176
77.	JUHA ZA IMUNITET	179
78.	JUHA OD ŠPINATA	181
79.	ENERGETSKA JUHA	183

DESERI 185

80. MOUSSE OD ROGAČA SA AVOKADOM 186
81. JABUKE MURVE 188
82. MAFINI OD .... BOROVNICA I GRČKOG JOGURTA 190
83. OŠTAR KOLAČ OD MRKVE 193
84. KREMA OD BRUSNICE 195
85. LAGANI DESERT OD JABUKA 197
86. TAPIOKA OD JABUKA 199
87. PUDING OD BATATA 201
88. PEČENE JABUKE 203
89. JABUKE NA ŽARU NA MEDU 205
90. KOLAČ .... OD JABUKA 207
91. KORE ZA PITU SA SMANJENIM UDJELOM MASTI 209

ZAČINI I MJEŠAVINE ZAČINA 211

92. BIJELI UMAK S MALO MASNOĆE 212
93. NEMASNI UMAK OD SIRA 214
94. TOFU MAJONEZA 216
95. KREMASTI UMAK OD LIMUNA 218
96. KREMASTI PILEĆI UMAK SA SMANJENIM UDJELOM MASTI 220
97. UMAK OD SVJEŽEG SIRA 222
98. CABERNET UMAK 224
99. UMAK OD PEČENE CRVENE PAPRIKE 226
100. FAJITA MARINADA BEZ MASTI 228

ZAKLJUČAK 230

UVOD

Ovih dana čini se da je tema sniživanja kolesterola svima na usnama. Vidite članke o tome u lokalnim novinama i oglase za lijekove na TV-u, i to je postala uobičajena tema razgovora. Možda gledate ovu knjigu jer vam je liječnik rekao da je vaš kolesterol "visok" ili "na granici". Čini se da se ovakvi izrazi stalno izbacuju. Možda već imate druge srčane ili krvožilne probleme koje može pogoršati povišeni kolesterol. Ili se možda samo pokušavate hraniti zdravom hranom za srce.

Kao što smo vidjeli, postoji niz čimbenika koji pridonose vašem kolesterolu i cjelokupnom zdravlju srca. Na neke od njih, poput genetike i dobi, nemamo kontrolu. Ali druge radimo. Kad se sve svodi na to, postoje tri glavne stvari koje možemo učiniti kako bismo smanjili kolesterol. Jedan je lijek, ao tome se trebate posavjetovati sa svojim liječnikom. Drugi je vježba. Istraživanja su pokazala da redovita tjelovježba može smanjiti kolesterol i smanjiti rizik od srčanih bolesti i moždanog udara. Moj kardiolog preporučuje minimalno 30 minuta hodanja dnevno. Nije sve tako teško, ali zahtijeva predanost.

Posljednji faktor je prehrana. I to je razlog za ovu knjigu. Postoji nekoliko stvari koje možemo učiniti sa stajališta prehrane koje će pomoći. Prva stvar koja ide ruku pod ruku s tjelovježbom je održavanje pravilne tjelesne težine. Prekomjerna tjelesna težina je poznati faktor rizika za srčane bolesti.

Drugi je, kao što je ranije spomenuto, ograničavanje količine zasićenih masti u vašoj prehrani. Dobra je vijest da se na nutritivnim oznakama sada mora navoditi količina zasićenih masnoća, tako da je to prilično lako pratiti. Ali zasićene masti nisu jedine loše masti. Postoje i transmasne kiseline ili transmasti koje se proizvode hidrogeniranjem tekuće masti kako bi postala čvrsta na sobnoj temperaturi, kao kod proizvodnje margarina. Transmasti su sada također navedene na nutritivnim oznakama zapakirane hrane, što ih čini lakšim za praćenje.

DORUČAK

1. Palačinke od griza i karambola

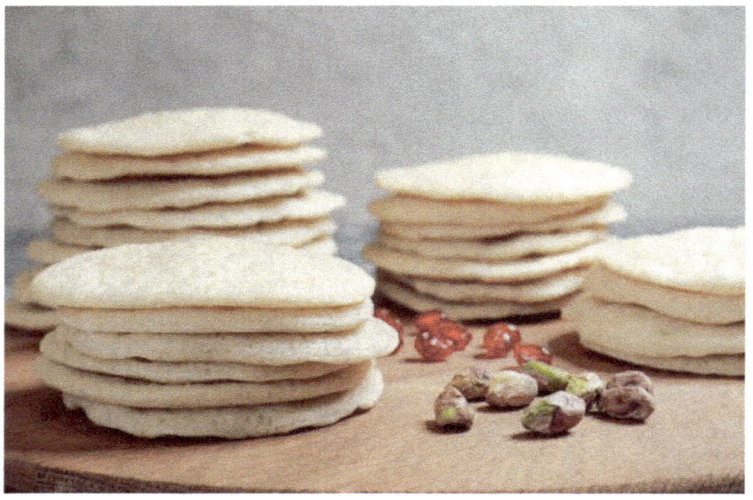

Služi 4

Sastojci

- 1 šalica krupnog griza ili običnog pšeničnog vrhnja
- 1 šalica običnog jogurta
- Sol, po ukusu
- Po potrebi zalijte sobnom temperaturom
- 1/4 žličice praška za pecivo
- 1/4 žličice sjemenki karomola
- 1/4 manjeg crvenog luka oguljenog i sitno nasjeckanog
- malu crvenu papriku očišćenu od sjemenki i sitno nasjeckanu
- 1/2 manje rajčice očišćene od sjemenki i sitno nasjeckane
- žlice biljnog ulja

Upute

a) Pomiješajte griz, jogurt i sol u zdjeli srednje veličine; dobro promiješajte. Dodajte 1/4 do 1/2 šalice vode da postignete konzistenciju tijesta za palačinke, pazeći da nemate grudica u tijestu. Dodajte prašak za pecivo. Ostavite sa strane oko 20 minuta.

b) U posebnoj zdjeli napravite preljev. Pomiješajte karambol, luk, papriku i rajčicu. Zagrijte tavu na srednje niskoj razini. Dodajte nekoliko kapi ulja. Stavite oko 1/4 šalice tijesta na sredinu rešetke. Trebala bi biti debljine obične palačinke. Kako se tijesto počne kuhati, na površini će se početi pojavljivati mjehurići.

c) Na palačinku dodajte malo preljeva dok je još vlažna. Lagano pritisnite stražnjom stranom kutlače. Dodajte nekoliko kapi ulja oko stranica palačinki da se ne lijepe.
d) Preokrenite palačinku i pecite drugu stranu oko 2 minute. Palačinku maknite s vatre i stavite na tanjur za posluživanje. Poslužite toplo.

2. Vafli od prosa

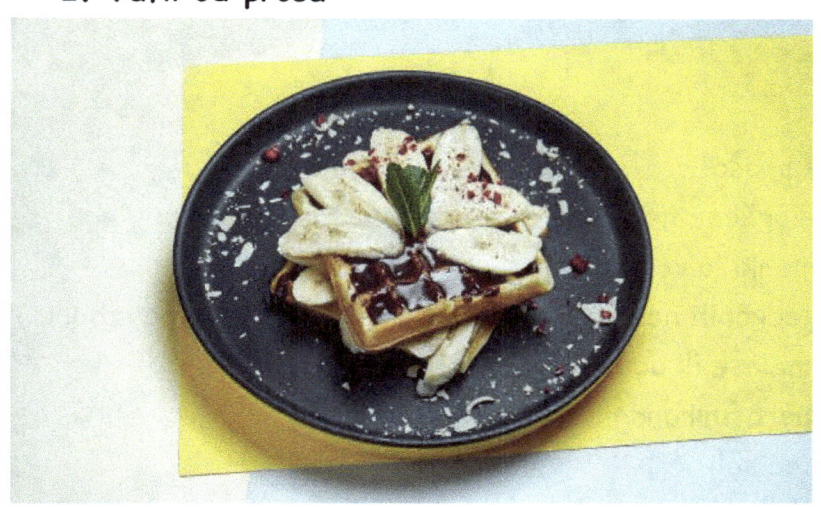

Prinos: 4

Sastojci

- 1 c gore proso
- 1 c do nepržene heljde ili cijele zobi
- ¼ c sjemenki lana
- ¼ c nasjeckanih nezaslađenih kokosovih pahuljica (po izboru)
- 2 žlice melase ili agave
- 2 žlice nerafiniranog kokosovog ulja
- ½ t žličice soli
- 1-3 t žličice mljevenog cimeta
- 1-3 t žličice narančina korica (po želji)
- ¼ c gore sjemenki suncokreta (po izboru)
- Čokoladni sirup

Upute

a) Stavite proso, heljdu (ili zob) i lan u malu zdjelu, dodajte vode da prekrije centimetar i ostavite stajati preko noći.

b) Procijedite i bacite vodu od namakanja. (Bit će gnjecavo!) Stavite žitarice u blender.

c) Dodajte vode da jedva prekrije zrna (oko 1½ šalice). Zatim dodajte ostale sastojke osim suncokretovih sjemenki. Pomiješajte u gustu smjesu. Nešto prosa ostat će cijelo i lijepo će hrskati.

d) Ulijte malo tijesta u vrući kalup za vafle. Tijesto pospite sjemenkama suncokreta (ako koristite), zatvorite i pecite prema uputama proizvođača.
e) Poslužite sa ili bez omiljenih dodataka.
f) Tijesto možete držati u hladnjaku do pet dana.

3. Tofu i kelj kajgana

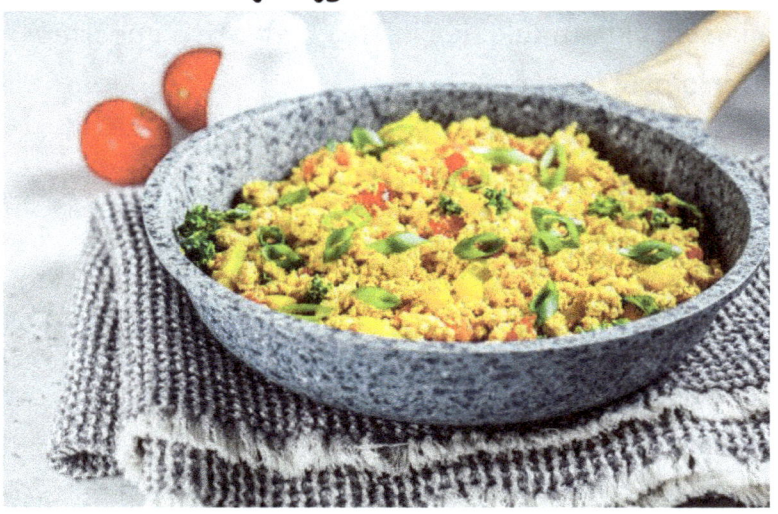

Porcije 2

Sastojci

- 8 unci ekstra čvrstog tofua
- 1-2 žlice maslinovog ulja
- 1/4 crvenog luka (narezan na tanke ploške)
- 1/2 crvene paprike (tanko narezane)
- 2 šalice kelja (sitno nasjeckanog)

Umak

- 1/2 žlice morske soli
- 1/2 žlice češnjaka u prahu
- 1/2 žlice mljevenog kima
- 1/4 žlice čilija u prahu
- Voda (razrijediti)
- 1/4 žlice kurkume (po želji)

Za posluživanje (po želji)

- Salsa
- Korijander
- Ljuti umak
- Za doručak krumpir, tost i/ili voće

Upute

a) Osušite tofu i umotajte ga u čisti, upijajući ručnik s nečim teškim na vrhu, poput tave od lijevanog željeza, 15 minuta.

b) Dok se tofu cijedi, pripremite umak tako da u manju zdjelu dodate suhe začine i dodate dovoljno vode da dobijete sipki umak. Staviti na stranu.

c) Pripremite povrće i zagrijte veliku tavu na srednje jakoj vatri. Kad se zagrije, dodajte maslinovo ulje te luk i crvenu papriku. Začinite prstohvatom soli i papra i promiješajte. Kuhajte dok ne omekša - oko 5 minuta.
d) Dodajte kelj, začinite s još malo soli i papra te poklopite da se kuha na pari 2 minute.
e) U međuvremenu odmotajte tofu i vilicom ga izmrvite na komade veličine zalogaja.
f) Lopaticom premjestite povrće na jednu stranu tave i dodajte tofu. Pirjajte 2 minute pa dodajte umak prelivajući većim dijelom preko tofua i malo preko povrća. Odmah promiješajte, ravnomjerno raspoređujući umak. Kuhajte još 5-7 minuta dok tofu malo ne porumeni.
g) Poslužite odmah s krumpirom za doručak, tostom ili voćem.

4. Tortilja od tikvica

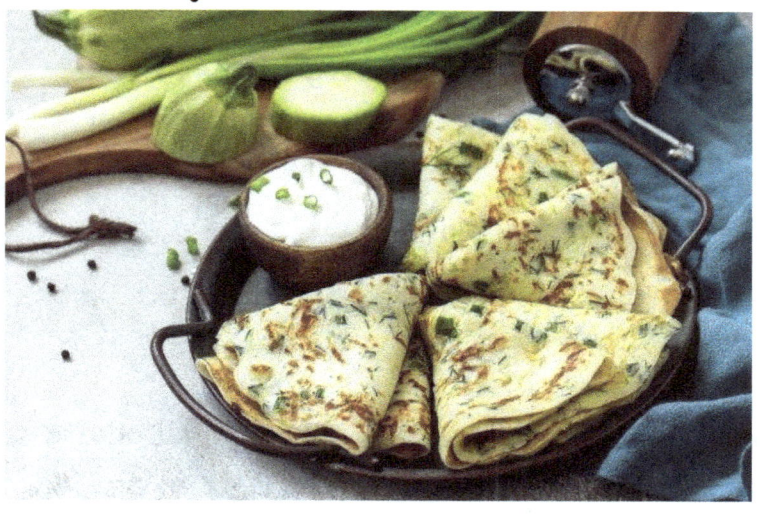

Sastojci:

- 2 žličice ekstra djevičanskog maslinovog ulja
- 1 žuti luk nasjeckan
- 2 tikvice, nasjeckane
- 8 jaja (ili 6 bjelanjaka i 3 cijela jaja)
- Malo soli

Upute

a) Zagrijte ulje u velikoj tavi na srednje jakoj vatri. Dodajte luk i pustite da se kuha dok ne omekša. Dodajte tikvice i promiješajte, smanjite temperaturu i poklopite.
b) Dok se povrće kuha, u velikoj zdjeli umutite jaja. Posoliti. Nakon što su tikvice potpuno kuhane, ulijte jaja i ponovno poklopite.
c) Kuhajte dok se vrh ne stegne ili ako ste avanturistički tip, stavite tanjur za večeru na tavu i okrenite tortilju na tanjur. Gurnite ga natrag u tavu i kuhajte još 3 minute, ili dok dno ne bude pečeno.
d) Jedite kao doručak ili večeru uz prilog salate, ili ga ponesite na posao kao međuobrok ili u auto kao narezak na trčanje.

5. Voće i kvinoja proteinska zob

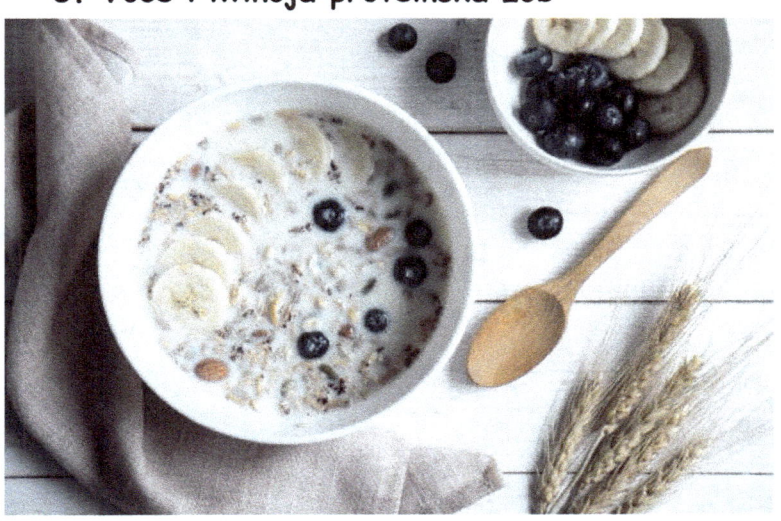

Prinos: 1

Sastojci

- 1/4 šalice velikih zobenih pahuljica bez glutena
- 1/4 šalice kuhane kvinoje
- 2 žlice prirodnog veganskog proteinskog praha vanilije
- 1 žlica mljevenog lanenog sjemena
- 1 žlica cimeta
- 1/4 banane, pasirane
- Nekoliko kapi tekuće stevije
- 1/4 šalice malina
- 1/4 šalice borovnica
- 1/4 šalice breskvi narezanih na kockice
- 3/4 šalice nezaslađenog bademovog mlijeka
- Dodaci po izboru: prženi kokos, maslac od badema, bademi, sjemenke, sušeno voće, svježe voće.

Upute

a) U srednjoj zdjeli pomiješajte zob, kvinoju, proteinski prah, mljeveni lan, cimet i promiješajte da se sjedine
b) Dodajte zgnječenu bananu, steviju (ili med/javorov sirup), bobičasto voće i breskve.
c) Ulijte bademovo mlijeko i pomiješajte sastojke.
d) Stavite u frižider i ostavite preko noći.
e) Ujutro izvadite iz hladnjaka, zagrijte na ploči štednjaka ili u mikrovalnoj pećnici ili uživajte u hladnom!
f) Ako vam je smjesa ujutro pregusta, dodajte još malo bademovog mlijeka!

g) Budite kreativni s dodacima... dodajte maslac od orašastih plodova, orašaste plodove, sjemenke, više voća, kokos .

6. Jogijski sok od mrkve

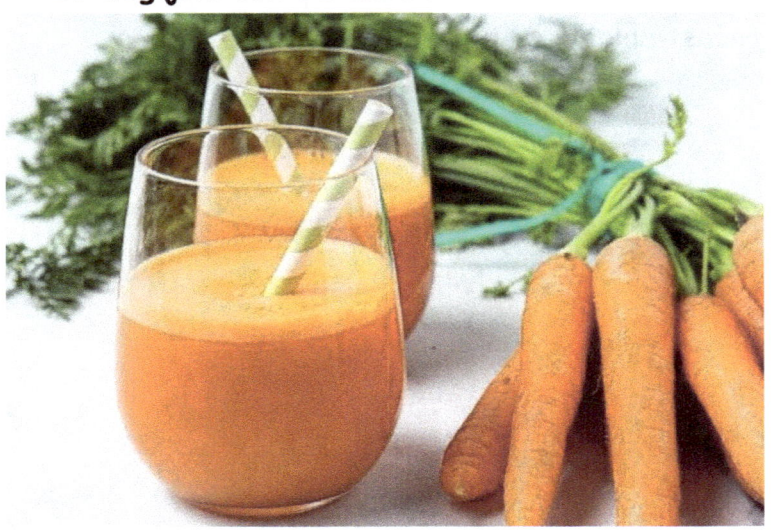

Sastojci:

- 3 velike mrkve, oguljene i nasjeckane
- Komad đumbira od $\frac{1}{4}$ inča, oguljen
- 1 do 2 listića metvice

Upute

a) Iscijedite sok ili izmiksajte mrkvu, đumbir i listiće mente. Piti na sobnoj temperaturi.

7. Hladnjaci za čili od krastavaca

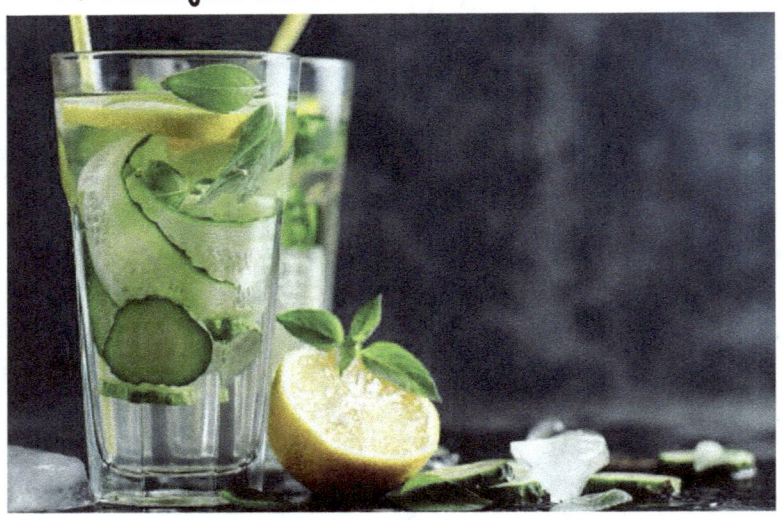

Poslužuje 4-6

Sastojci

- 2 srednja krastavca bez sjemenki, oguljena
- 1/2 žličice sjemenki kumina
- 1/2 šalice umućenog jogurta
- 1 režanj češnjaka, oguljen
- 1 Serrano zeleni čili, bez sjemenki
- žličica svježeg soka od limuna
- Kuhinjska sol, po ukusu
- grančice svježeg cilantra, bez peteljki

Upute

a) Za izradu šalica od krastavaca: Izrežite krastavac poprečno na komade od 1 inča. Koristite kuglicu za dinju da izvadite unutrašnjost. Ostavite rub od 1/4 inča sa strane i s donje strane. Stavite šalice naopako na tanjur obložen papirnatim ručnicima da se ocijede. Ohladiti.

b) Zagrijte tavu na srednje jakoj vatri. Dodajte sjemenke kumina i pržite ih dok ne zamirišu, oko 1 do 2 minute. Stalno miješajte da sjemenke ne zagore. Ostavite ih da se ohlade pa ih grubo istucite.

c) Ručnim blenderom ili žlicom za miješanje pomiješajte sjemenke kumina, jogurt, češnjak, zeleni čili, svježi limunov sok i sol. Prebacite smjesu jogurta u zdjelu za miješanje.

d) Cilantro sitno nasjeckajte. Dodajte ga smjesi od jogurta.

e) Kada ste spremni za posluživanje, stavite sve šalice krastavaca na tanjur za posluživanje. Žlicom dodajte mješavinu jogurta u svaku šalicu. Mogu se napraviti unaprijed i ohladiti do posluživanja.

8. Jabuka žitarica

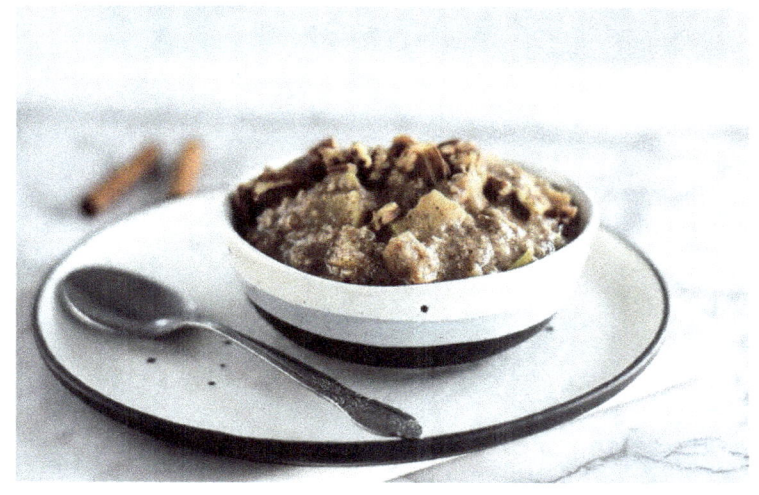

1 porcija

Sastojci:

- 1 jabuka
- 1 kruška
- 2 štapića celera
- 1 žlica vode
- po želji: cimet

Upute
a) Jabuku, krušku i celer narežite na komade i stavite u blender.
b) Pomiješajte voće i povrće s vodom do glatke konzistencije.
c) Po želji začinite cimetom.

9. Pureća kobasica za doručak

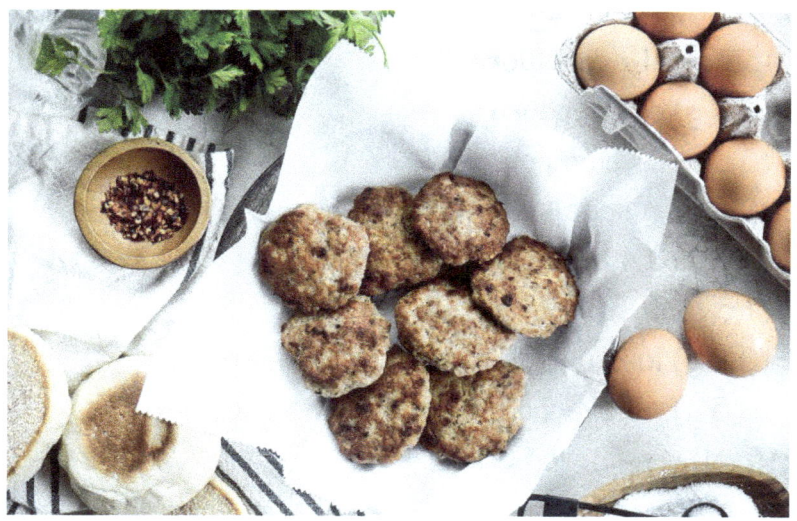

Sastojci:

- 1 funta (455 g) mljevene puretine
- ¼ žličice (0,5 g) crnog papra
- ¼ žličice (0,5 g) bijelog papra
- ¾ žličice (0,6 g) sušene kadulje
- ¼ čajne žličice (0,4 g) mljevenog buzdovana
- ½ žličice (1,5 g) češnjaka u prahu
- ¼ žličice (0,8 g) luka u prahu
- ¼ žličice (0,5 g) mljevenog pimenta
- 1 žličica (5 ml) maslinovog ulja

Upute

a) Pomiješajte sve sastojke, dobro promiješajte.
b) Pržite, grilujte ili prethodno zagrijte pećnicu na 325°F (170°C ili plinska oznaka 3) i pecite na podmazanom limu za pečenje do željene pečenosti.

10.   Tepsija za doručak snježnog dana

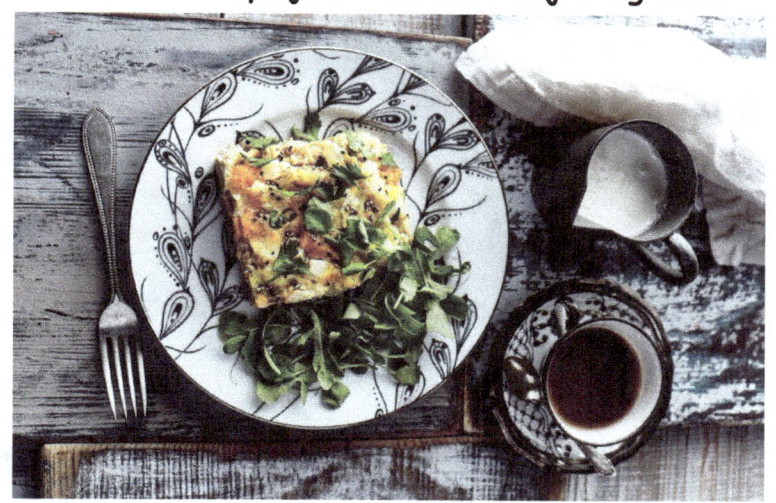

Sastojci:

- 2 kriške slanine s niskim sadržajem natrija
- 3 krumpira, naribana
- ½ šalice (80 g) nasjeckanog luka
- ¼ šalice (37 g) nasjeckane zelene paprike
- 1 šalica (235 ml) zamjene za jaja
- ¼ šalice (30 g) nemasnog cheddar sira, nasjeckanog

Upute

a) Zagrijte pećnicu na 350°F (180°C ili plinska oznaka 4). U velikoj tavi popržite slaninu. Izvadite slaninu na tanjur prekriven papirnatim ručnikom da se ocijedi. Dodajte krumpir, luk i zelenu papriku u tavu i pirjajte dok krumpir ne postane hrskav, a luk omekša. Umiješajte izmrvljenu slaninu.

b) Prebacite u podmazanu četvrtastu posudu za pečenje od 8 inča (20 cm). Preko prelijte zamjenu za jaja. Pospite sirom. Pecite dok se jaja ne stvrdnu, oko 20 minuta.

11. Tava za doručak

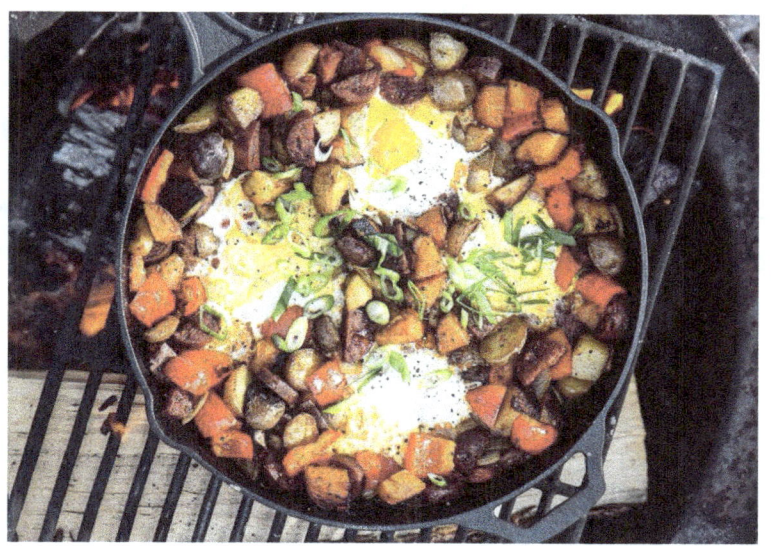

Sastojci:

- 1 žlica (15 ml) maslinovog ulja
- ¼ šalice (40 g) luka, sitno nasjeckanog
- ¼ šalice (38 g) crvene paprike, sitno nasjeckane
- ½ šalice (105 g) smrznutog smeđeg krumpira, odmrznutog
- ¾ šalice (180 ml) zamjene za jaja

Upute

a) Zagrijte ulje u velikoj tavi na srednje jakoj vatri. Pirjajte luk i crvenu papriku dok ne omekšaju. Dodajte pržene krumpiriće i kuhajte dok krumpir ne omekša i počne rumeniti, povremeno miješajući.

b) Prelijte zamjenu za jaja preko povrća i nastavite kuhati 5 minuta ili dok se ne stegne, povremeno miješajući.

12. Oblozi za doručak

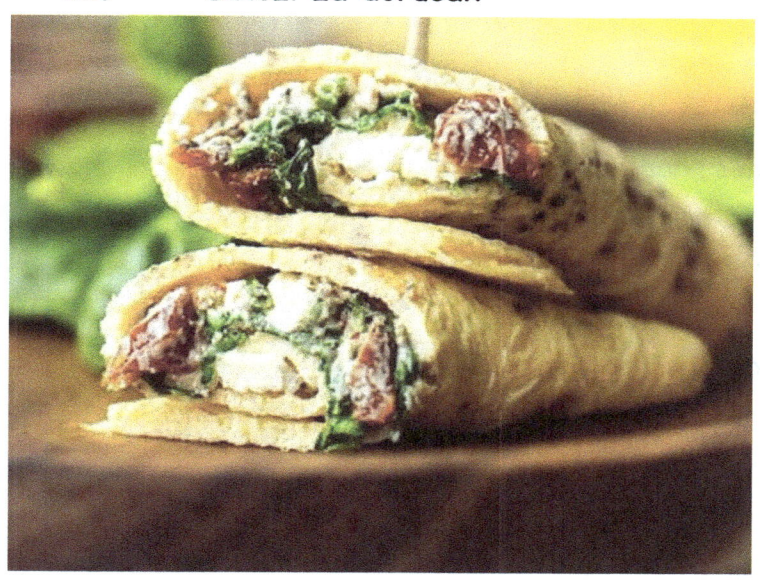

Sastojci:

- 1 srednji krumpir
- ½ funte (225 g) pureće kobasice za doručak
- ½ šalice (80 g) nasjeckanog luka
- 1 žličica (2,6 g) čilija u prahu
- ¼ žličice (0,5 g) kajenskog papra
- ½ šalice (120 ml) zamjene za jaja
- 6 tortilja od brašna
- ½ šalice (58 g) nemasnog cheddar sira, nasjeckanog

Upute

a) Skuhajte ili pecite krumpir u mikrovalnoj dok ne omekša. Ogulite i narežite na kockice. Smeđa kobasica u tavi. Dodajte nasjeckani luk, čili u prahu i kajenski papar i kuhajte 10 minuta. Ocijedite i uklonite svu masnoću. Dodajte krompir i jaja. Miješajte dok se jaja ne stvrdnu.

b) Smjesu ravnomjerno podijelite na zagrijane tortilje, pospite naribanim sirom i zarolajte tortilje da pokriju smjesu.

13. Doručak Quesadilla

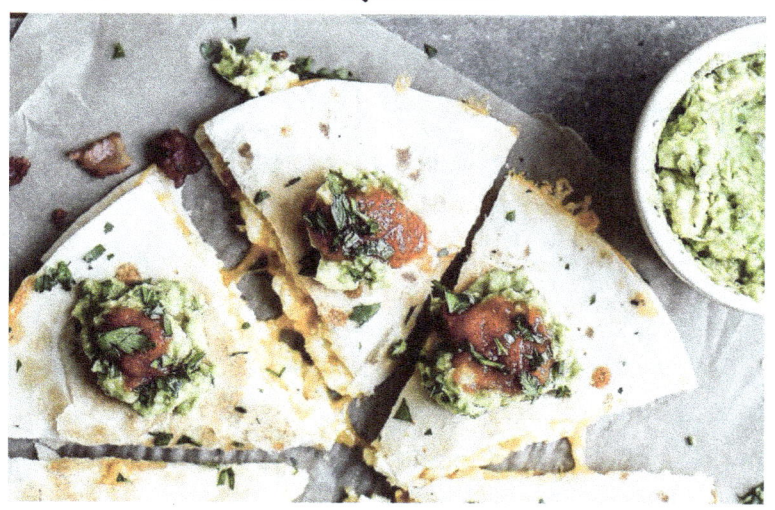

Sastojci:

- 1 šalica (240 ml) zamjene za jaja
- ¼ šalice (56 g) salse
- ¼ šalice (30 g) nemasnog cheddar sira, nasjeckanog
- 8 kukuruznih tortilja

Upute

a) Umutite zamjenu za jaja, umiješajte salsu i sir kad se gotovo stegne. Lagano poprskajte jednu stranu tortilja neljepljivim raspršivačem od maslinovog ulja i stavite 4 tortilje prema dolje na lim za pečenje.

b) Podijelite smjesu jaja na tortilje, rasporedite na jednaku debljinu. Na vrh stavite preostale tortilje, nauljenom stranom prema gore. Pecite quesadille 3 minute po strani ili dok se ne zagriju i porumene. Izrežite na četvrtine za posluživanje.

14. Omlet od povrća

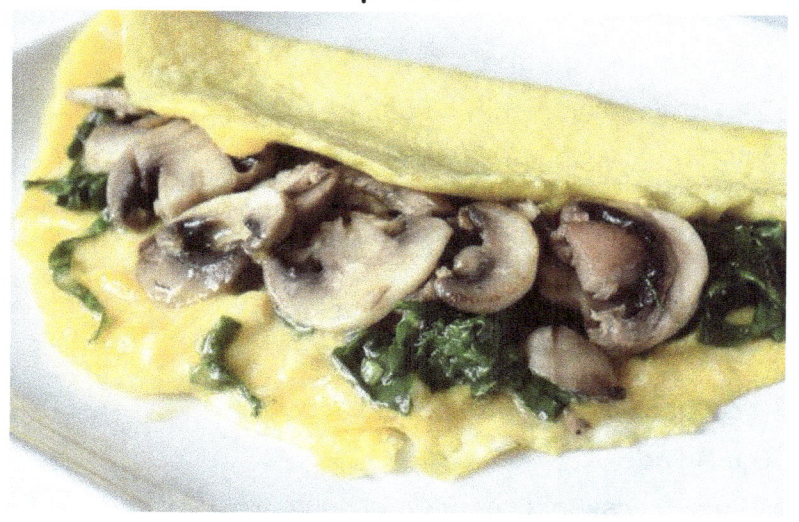

Sastojci:

- 1 žlica (15 ml) maslinovog ulja
- 2 unce (55 g) gljiva, narezanih na ploške
- ¼ šalice (40 g) luka, narezanog na kockice
- ¼ šalice (37 g) zelene paprike, narezane na kockice
- ¼ šalice (28 g) narezanih tikvica
- ½ šalice (90 g) rajčice, narezane na kockice
- 1 šalica (240 ml) zamjene za jaja
- 2 žlice (30 g) kiselog vrhnja bez masnoće
- 2 žlice (30 ml) vode
- 2 unce (55 g) švicarskog sira, nasjeckanog

Upute

a) U veliku tavu dodajte maslinovo ulje i pirjajte gljive, luk, zelenu papriku, tikvice i rajčicu dok ne omekšaju, a rajčicu dodajte na kraju. Umutite zamjenu za jaja, kiselo vrhnje i vodu dok ne postane pjenasto. Premažite tavu ili tavu za omlet neljepljivim sprejom za povrće i stavite je na srednje jaku vatru.

b) Ulijte smjesu jaja u tavu. Podignite rubove dok se kuha kako bi nekuhano jaje iscurilo ispod. Kad su jaja gotovo stvrdnuta, polovicu jaja prekrijte sirom i pirjanim povrćem, a drugom polovicom preklopite. Nastavite kuhati dok se jaja potpuno ne stvrdnu.

15. Fritata s kobasicama

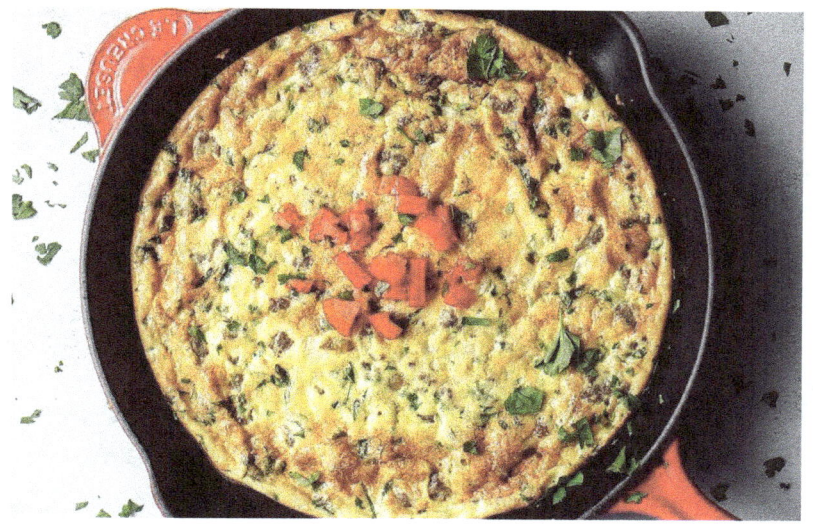

Sastojci:

- 1 šalica (240 ml) zamjene za jaja
- ¼ šalice (60 ml) obranog mlijeka
- 8 unci (225 g) pureće kobasice za doručak
- ½ šalice (75 g) nasjeckane zelene paprike
- 4 unce (115 g) nemasnog cheddar sira, nasjeckanog

Upute

a) Prethodno zagrijte brojlere. Pomiješajte zamjenu za jaja i mlijeko u srednjoj posudi; miješati dok se dobro ne izmiješa. Staviti na stranu. Stavite tavu otpornu na lijepljenje od 12 inča (30 cm) na srednje jaku vatru dok se ne zagrije. Dodajte kobasicu; kuhajte i miješajte 4 minute ili dok više ne bude ružičasto, lomeći kobasicu žlicom. Ocijedite kobasicu na papirnatim ručnicima; Staviti na stranu. Dodajte papar u istu tavu; kuhajte i miješajte 2 minute, ili dok ne postane hrskavo omekšano.

b) Vratite kobasicu u tavu. Dodajte smjesu jaja; miješajte dok se ne sjedini. Pokriti; kuhajte na srednje niskoj vatri 10 minuta, ili dok se jaja gotovo ne stvrdnu. Fritatu pospite sirom. Pecite 2 minute ili dok se sir ne otopi i jaja ne stvrdnu. Izrežite na kriške.

16. Fritata od povrća

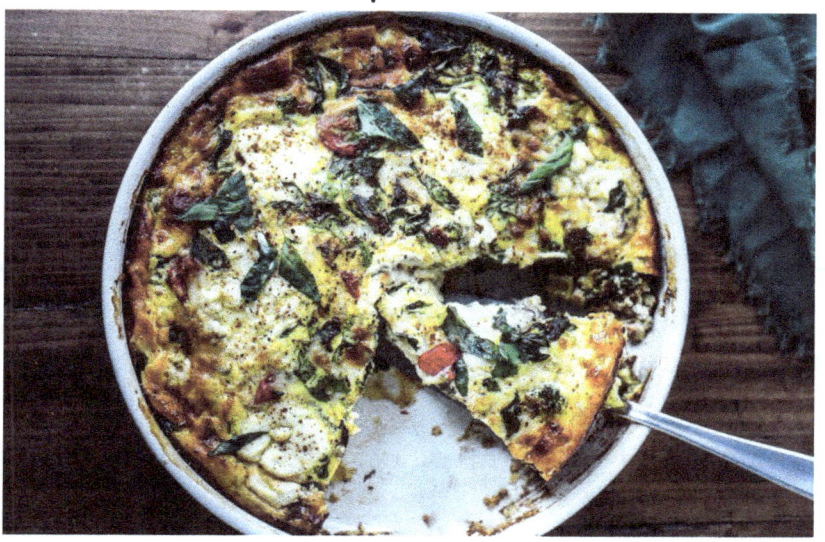

Sastojci:

- ½ šalice (75 g) crvene paprike, narezane na kockice
- ½ šalice (80 g) nasjeckanog luka
- 1 šalica (70 g) cvjetića brokule
- 8 unci (225 g) gljiva, narezanih na ploške
- 1 šalica (113 g) tikvica, narezanih na ploške
- 1½ šalice (355 ml) zamjene za jaja
- 1 žlica (0,4 g) sušenog peršina
- ¼ žličice (0,5 g) crnog papra
- 2 unce (55 g) švicarskog sira, nasjeckanog

Upute

a) Pošpricajte veliku tavu otpornu na pećnicu neljepljivim sprejom od biljnog ulja. Pržite crvenu papriku, luk i brokulu uz miješanje dok ne omekšaju. Dodajte gljive i tikvice te uz miješanje pržite još 1 do 2 minute. Pomiješajte zamjenu za jaja, peršin i papar te prelijte preko mješavine povrća, raširite po pokrivaču.

b) Poklopite i kuhajte na srednjoj vatri 10 do 12 minuta, ili dok se jaja gotovo ne stvrdnu. Pospite sirom po vrhu. Stavite ispod pečenja dok se jaja ne stvrdnu i sir ne otopi.

17. Fritata od tjestenine

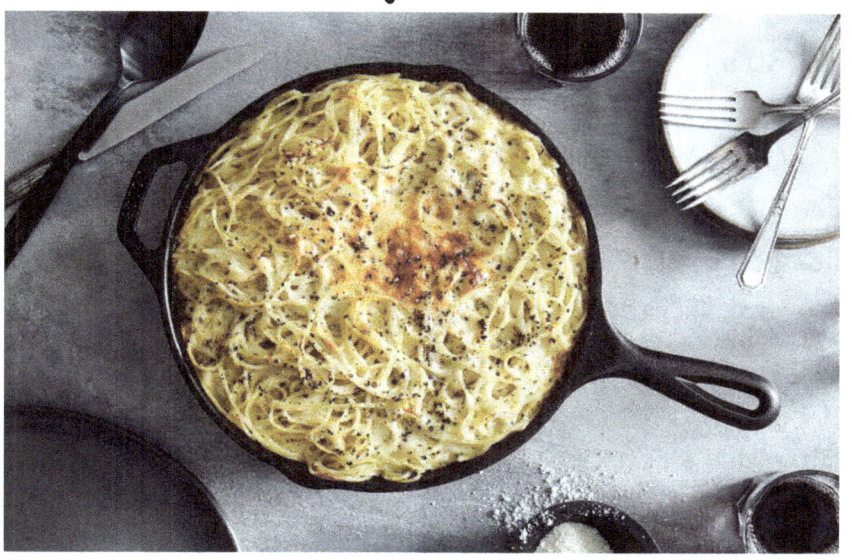

Sastojci:

- 2 žlice (30 ml) maslinovog ulja
- 1 šalica (150 g) crvene paprike, narezane na kockice
- 1 šalica (160 g) luka, nasjeckanog
- 2 šalice (100 g) kuhane tjestenine
- ¼ šalice (25 g) ribanog parmezana
- 1 šalica (235 ml) zamjene za jaja

Upute

a) Zagrijte tavu s neprijanjajućim premazom od 10 inča (25 cm) koja je sigurna za brojlere. Kada se tava zagrije, dodajte ulje, pa pirjajte crvenu papriku i luk 2 do 3 minute uz često miješanje. Dodajte tjesteninu u tavu, dobro promiješajte. Kada se sastojci dobro sjedine, pritisnite tjesteninu lopaticom da se spljošti uz dno posude. Pustite da kuha još par minuta. U zamjenu za jaja umiješajte naribani parmezan.

b) Prelijte smjesu jaja preko vrha tjestenine, pazeći da se jaja ravnomjerno rasporede. Lagano podignite rubove tjestenine kako bi jaje iscurilo ispod i potpuno obložilo tjesteninu. Neka se jaja kuhaju 6 do 9 minuta. Stavite tavu u prethodno zagrijani brojler i završite kuhanje.

18. Krumpir za doručak

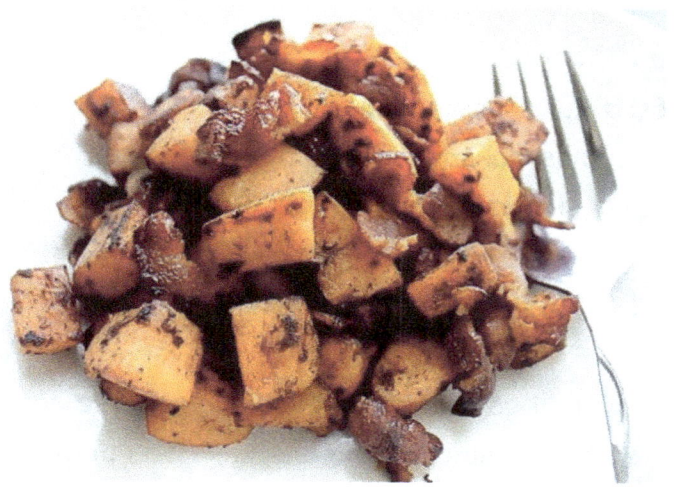

Sastojci:

- 4 krumpira
- 1 šalica (160 g) luka, nasjeckanog
- ¼ šalice (37 g) nasjeckane zelene paprike
- 1 žlica (14 g) neslanog margarina
- ½ žličice (1 g) svježe mljevenog crnog papra

Upute
a) Kuhajte krumpir ili ga stavite u mikrovalnu dok se gotovo ne skuha. Ocijediti. Krompir krupno nasjeckajte i pomiješajte s lukom i zelenom paprikom. Otopite margarin u jakoj tavi. Dodajte smjesu krumpira.
b) Pospite crnim paprom po vrhu. Pržite dok ne porumene, često okrećući.

UŽINA

19. Lollipop soja piletina

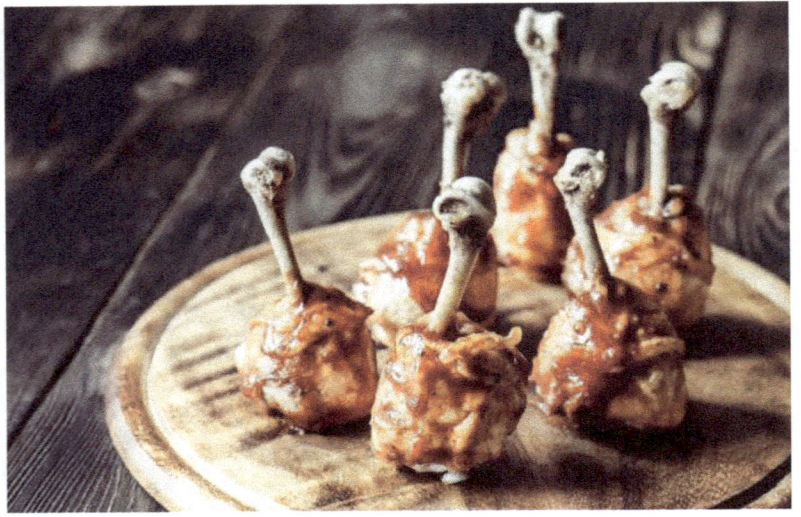

Služi 4

Sastojci
- 2 žlice paste od đumbira i češnjaka
- 4 žlice višenamjenskog brašna
- 4 žlice kukuruznog brašna
- 3 žlice soja umaka
- 1 žličica crvenog čilija u prahu
- 1 žličica šećera
- 1/2 žlice bijelog octa
- Voda, po potrebi
- 8-10 malih pilećih bataka ili pilećih krilaca, oguljenih
- 11/2 šalice biljnog ulja

Upute
a) U velikoj zdjeli pomiješajte pastu od đumbira i češnjaka, višenamjensko brašno, kukuruzno brašno, soja umak, crveni čili u prahu, šećer i ocat. Dodajte dovoljno vode da dobijete rijetku, glatku konzistenciju. Dodajte piletinu i ostavite u hladnjaku 3 do 4 sata.

b) U dubljoj tavi zagrijte 5 do 6 žlica biljnog ulja. Na ulje dodajte nekoliko komada piletine i pržite u tavi dok ne postane hrskava. Ako ulje počne prskati, tavu možete pokriti zaštitom od prskanja ili poklopcem. Nastavite dok se svi komadi ne ispeku. Odbacite preostalu marinadu.

c) Izvadite komade piletine i stavite na papirnati ubrus da se ocijedi višak ulja. Poslužite odmah.

20.   Piletina sa jogurtom

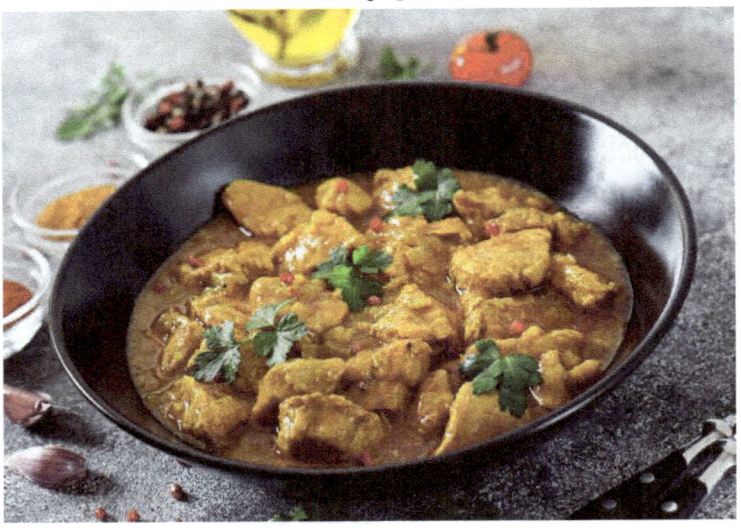

Poslužuje 4-5

Sastojci
- 2 žlice ulja senfa ili biljnog ulja
- 1/2 žličice sjemenki crne gorušice
- 1/2 žličice sjemenki divljeg komorača
- 2 sušena crvena čilija
- 1/4 žličice sjemenki piskavice
- 1 žlica paste od đumbira i češnjaka
- 8 pilećih bataka bez kože
- 1/2 žličice crvenog čilija u prahu
- 1/4 žličice kurkume u prahu
- Kuhinjska sol, po ukusu
- 1 šalica običnog jogurta 1 šalica vode
- Sok od 1/2 limuna

Upute
a) U velikoj tavi zagrijte ulje dok se gotovo ne dimi. Smanjite vatru na srednju. Brzo dodajte sjemenke gorušice i nigelle, crveni čili i sjemenke piskavice. Pržite oko 30 sekundi. Dodajte pastu od đumbira i češnjaka i pirjajte još 10 sekundi. Dodajte piletinu i pirjajte oko 2 minute. Smanjite vatru na srednju. Dodajte crveni čili, kurkumu u prahu i sol; pirjajte dok piletina dobro ne porumeni sa svih strana. Dodajte jogurt i dobro promiješajte. Dodajte oko 1 šalicu vode. Smanjite vatru, pokrijte tavu i kuhajte 20 do 25 minuta. Dodajte limunov sok i kuhajte još 1 minutu. Poslužite vruće.

21. Začinjeni popečci sa škampima

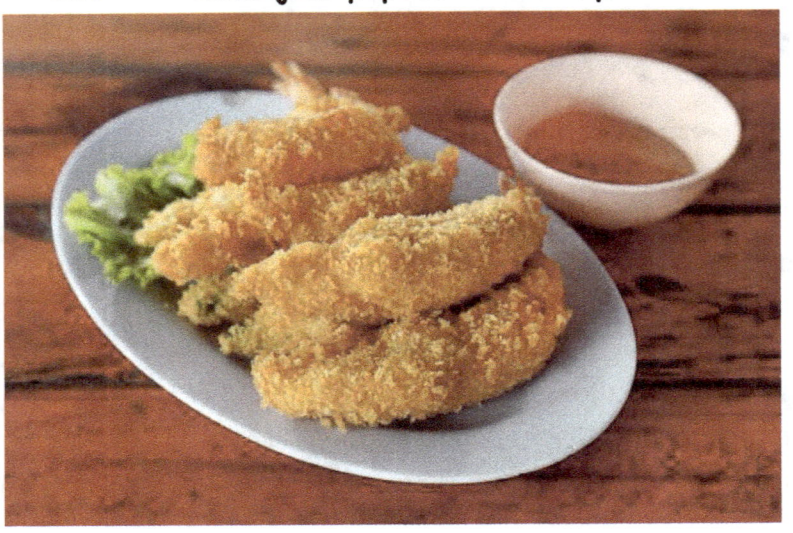

Služi 4

Sastojci
- Škampi od 1 funte, s repom i bez deva
- 1 žličica kurkume u prahu
- 1 žličica crvenog čilija u prahu
- 1 Serrano zeleni čili, bez sjemenki i samljeven
- 1 žlica naribanog svježeg korijena đumbira
- 1 žlica nasjeckanih režnjeva svježeg češnjaka
- žlica svježeg soka od limuna
- Kuhinjska sol, po ukusu
- jaja, pretučena
- pune žlice višenamjenskog brašna
- Biljno ulje za prženje u dubokom ulju

Upute
a) Naribajte škampe i ostavite sa strane.
b) U plitkoj zdjeli pomiješajte kurkumu, crveni čili u prahu, zeleni čili, đumbir, češnjak, limunov sok i sol; dobro promiješajte.
c) Stavite jaja u drugu posudu. Stavite brašno u plitku posudu.
d) Svaku kozicu premazati mješavinom začina, zatim umočiti u jaje, pa posuti brašnom. Nastavite dok se svi škampi ne obliku. Bacite sva preostala jaja i brašno.
e) Zagrijte biljno ulje u fritezi ili dubokoj tavi na 350°. Prodinstajte škampe, nekoliko po nekoliko, dok ne porumene.

22. Pileći zalogaji s đumbirom

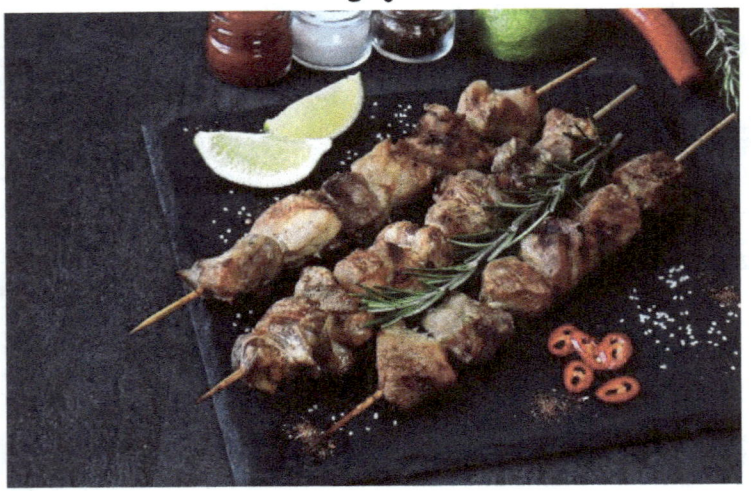

Služi 4

Sastojci
- 1 šalica Hang jogurta
- 2 žlice naribanog korijena đumbira
- 1 žličica svježeg soka od limuna
- 1 žlica biljnog ulja
- 1/2 žličice (ili po ukusu) crvenog čilija u prahu
- Kuhinjska sol, po ukusu
- 1 1/2 funte pilećih prsa bez kože i kostiju, narezana na kocke
- 2 žlice otopljenog maslaca
- Kriške limuna, za ukras

Upute
a) U zdjeli ili plastičnoj vrećici koja se može zatvoriti, pomiješajte jogurt, naribani đumbir, limunov sok, ulje, crveni čili u prahu i sol; dobro promiješajte. Dodati pileću kocku. Marinirajte, poklopljeno i u hladnjaku, 5 do 6 sati ili, po mogućnosti, preko noći.

b) Zagrijte pećnicu na 425°.

c) Nanižite piletinu na ražnjiće i premažite otopljenim maslacem. Stavite piletinu na lim za pečenje obložen folijom i pecite oko 7 minuta. Okrenite jednom i premažite preostalim maslacem. Pecite još 7 minuta ili dok ne porumene i ne počnu bistriti sok. Poslužite vruće, ukrašeno kriškama limuna.

23. Kruške punjene smokvama

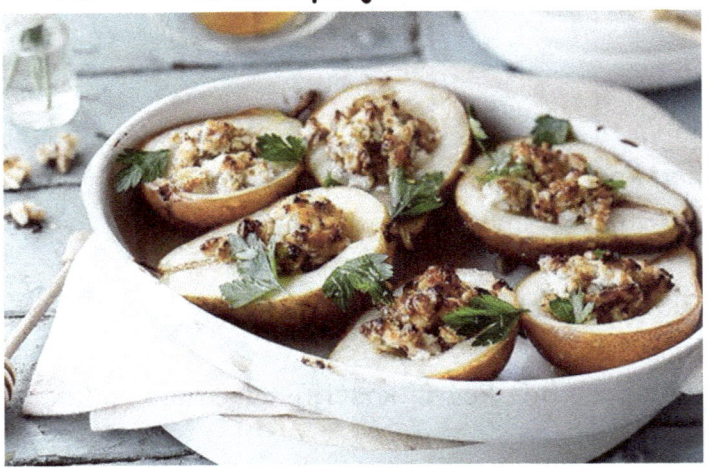

2 porcije

Sastojci:

- $\frac{1}{4}$ šalice (50 ml) oraha
- 5 smokava, namočenih
- $\frac{1}{2}$ žličice cimeta
- $\frac{1}{2}$-$\frac{3}{4}$ inča (1-2 cm) svježeg đumbira, naribanog
- 2 žličice soka od limuna
- 1 prstohvat muškatnog oraščića
- $\frac{1}{4}$-$\frac{1}{2}$ šalice vode za namakanje smokava
- 1 kruška

Upute

a) Samljeti orahe u multipraktiku. Dodajte smokve i nastavite miksati. Dodajte preostale sastojke i miješajte dok se dobro ne sjedine.
b) Krušku narežite na ploške i rasporedite smjesu po njima.

24. Kupine s jogurtom od brazilskog oraha

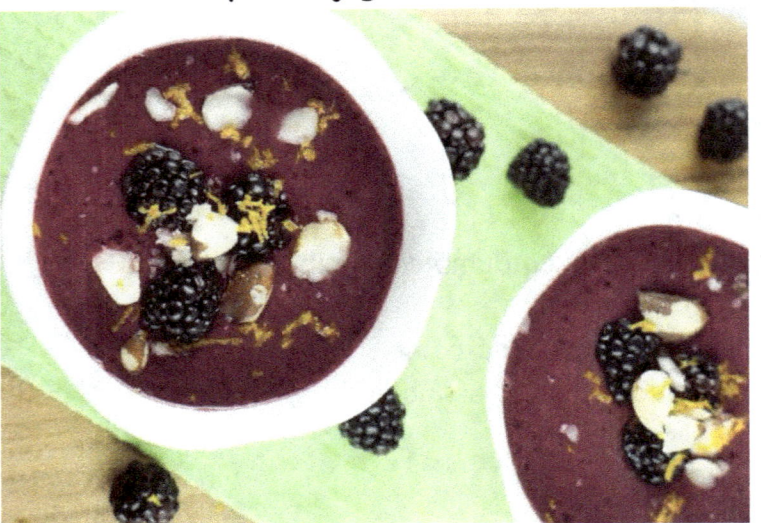

1 porcija

Sastojci:

- ½ šalice (100 ml) brazilskih oraha
- 1½ šalice (300 ml) vode
- ¼ šalice (50 ml) kupina, smrznutih ili poluodmrznutih
- 1 žlica acai praha (po želji)
- 2 marelice, namočene 1 prstohvat soli

Upute

a) Pomiješajte brazilske oraščiće s vodom do konzistencije poput mlijeka i procijedite kroz žičano cjedilo ili vrećicu s mlijekom od oraha.
b) Pomiješajte sa svim ostalim sastojcima dok ne dobijete smoothie.

25. Kuglice sa začinima

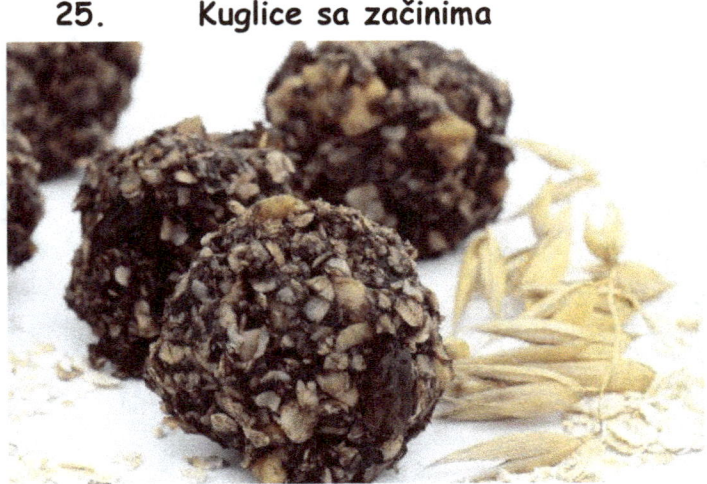

10-15 loptica

Sastojci:

- 1 mala šalica (200 ml) badema
- 1½ šalice (300 ml) sjemenki suncokreta
- ½ šalice (100 ml) sjemenki bundeve
- 2 žličice mljevenog đumbira
- 2 žličice mljevenog klinčića 2 žlice cimeta
- prstohvat soli
- ¼ šalice (50 ml) kokosovog ulja
- 1¾ šalice (400 ml) namočenih grožđica

Upute

a) Bademe, sjemenke suncokreta i bundeve sameljite u multipraktiku dok ne budu sitno samljeveni. Dodati zacine i sol pa ponovo procediti.

b) Kokosovo ulje pretvorite u tekućinu na toplom parnom kotlu.

c) Dodajte kokos i grožđice i obradite dok se dobro ne sjedine. Istisnuti u kuglice i ohladiti. Kokosovo ulje će učiniti da se kuglice stvrdnu.

26.   Međuobrok od celera

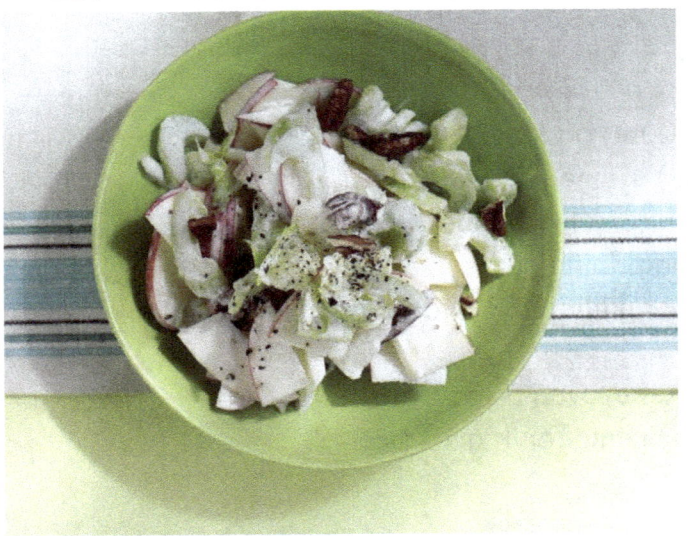

1 porcija

Sastojci:

- 1 jabuka
- stabljika celera
- $\frac{1}{4}$ šalice (50 ml) namočenih oraha

Upute
a) Jabuku i celer sitno narežite, a orahe grubo nasjeckajte.
b) Pomiješajte sve sastojke.

27.   Kuglice spiruline

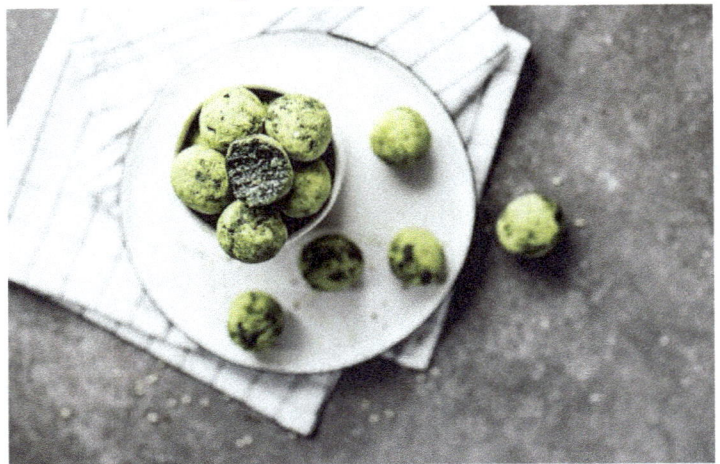

10-15 loptica

Sastojci:

- 3 šalice (700 ml) lješnjaka
- 1½ šalice (300 ml) namočenih grožđica
- 2 žlice kokosovog ulja, naribana limunova korica od 2 limuna
- 1 žlica spiruline u prahu

Upute

a) Mješajte lješnjake u multipraktiku dok se ne samelju.
b) Dodajte grožđice i ponovno procedite. Dodajte kokosovo ulje, koricu limuna i spirulinu u prahu. Razvaljajte u kuglice veličine zalogaja ili jedite onako kako jest.

28.   P , P i P međuobrok

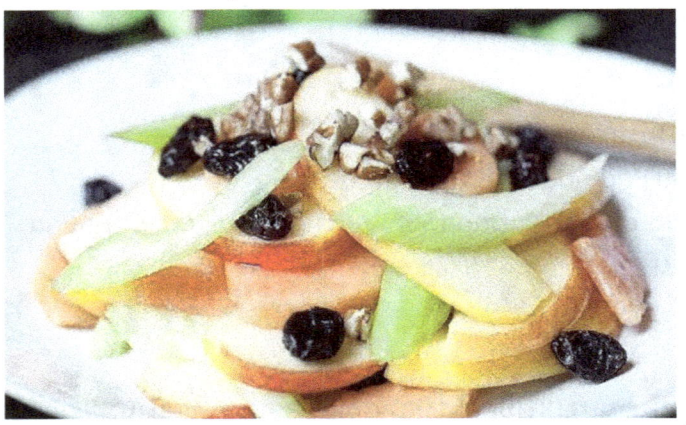

1 porcija

Sastojci:

- ¼ velike papaje ili ½ male
- 1 kruška
- ¼ šalice (50 ml) pekan oraha

Upute
a) Papaju i kruške narežite na komadiće, a orahe krupno nasjeckajte.
b) Stavite sve sastojke u lijepu zdjelu.

29.   Krekeri od luka

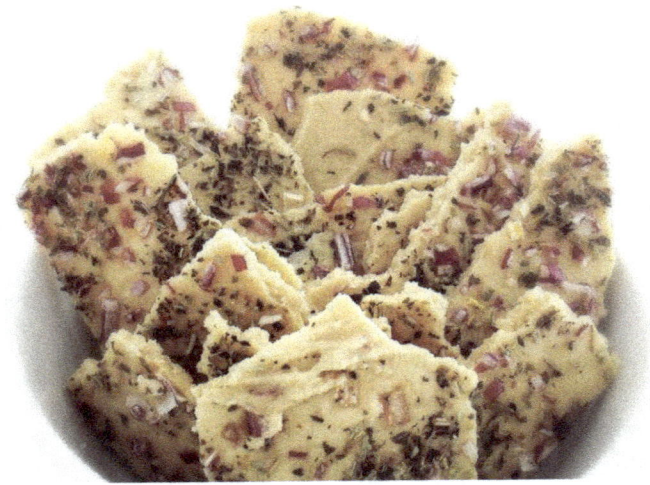

Sastojci:

- 1½ šalice (300 ml) sjemenki bundeve
- ½ šalice (100 ml) sjemenki lana, natopljene
- ½–1 glavica crvenog luka

Upute

a) Pripremite natapanjem lanenih sjemenki u 1 šalici vode 4 sata. Promiješajte sjemenke bundeve u multipraktiku dok se ne usitne. Dodajte namočene sjemenke lana i ponovno procedite. Dodajte crveni luk narezan na veće komade i izmiksajte u tijesto.

b) Raširite na pek papir ili lim u tankom i ravnomjernom sloju. Nožem za maslac izrežite na kvadrate.

30. Žuta cvjetača

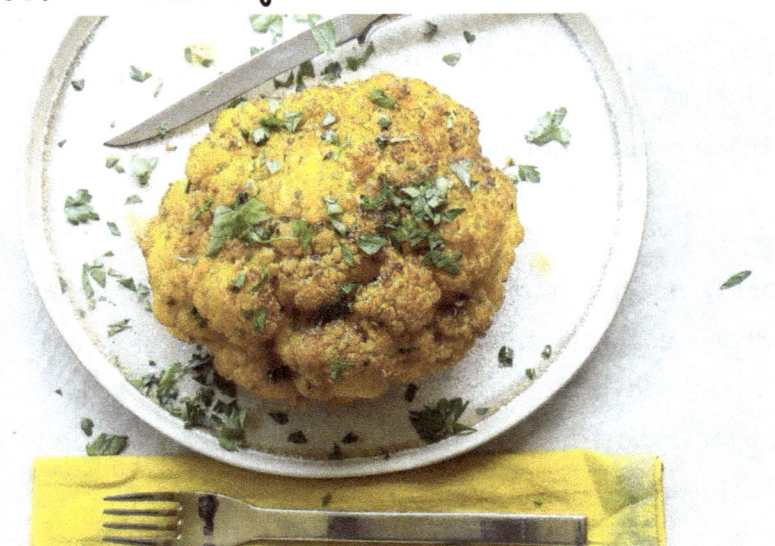

2 porcije

Sastojci:

- 1 glavica cvjetače
- 2 žličice soka limete prstohvat soli
- 1 žlica maslinovog ulja
- 1-2 žlice curryja
- 1 žuta paprika
- 1¼ unce (50 g) mladica graška
- ¾ šalice (50 ml) sjemenki suncokreta
- 1 avokado

Upute

a) Cvjetaču narežite na male cvjetiće. Pusirajte u kuhinjskom procesoru dok se ne usitne. Dodajte sok limete, sol, maslinovo ulje i curry te ponovno promiješajte dok se sve dobro ne sjedini. Stavite u posudu.

b) Papriku narežite na kockice i umiješajte u smjesu cvjetače s mladicama graška i jezgrama suncokreta.

c) Poslužite uz avokado.

31. Sushi s brazilskim orasima

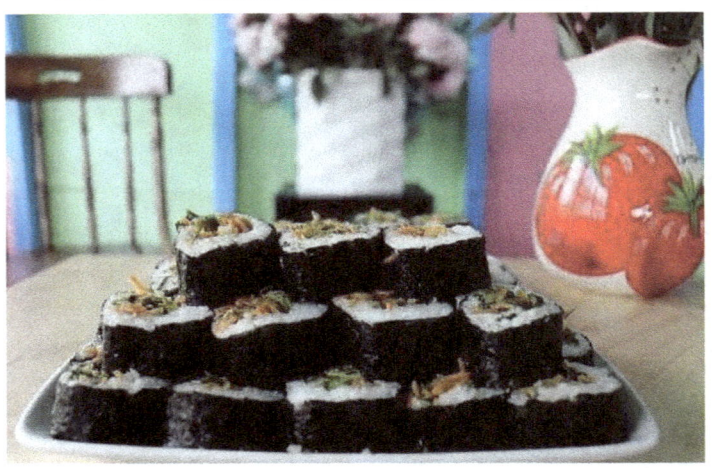

2 porcije

Sastojci:

- 6 nori listova
- $\frac{3}{8}$ šalice (75 ml) brazilskih oraha
- 1 avokado
- 1 mala šalica (200 ml) kiselog kupusa

Upute

a) Narežite nori listove na trake širine 2 inča (5 cm). Grubo nasjeckajte orahe, a avokado na kockice.
b) Pomiješajte s kiselim kupusom. Stavite smjesu u nori trake i savijte.

32.   Kiflice od čilija i oraha

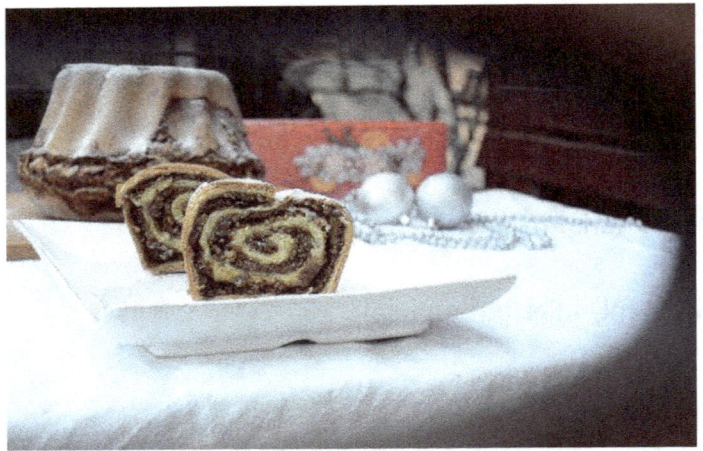

2-3 porcije

Sastojci:

- 5 listova norija
- 1½ šalice (350 ml) oraha
- 2 mrkve
- 5 natopljenih sušenih rajčica
- ¼-½ svježeg čilija
- ½ šalice (100 ml) origana, svježeg
- ¼ crvene paprike
- 1 žlica soka od limuna
- ½ šalice (100 ml) kiselog kupusa

Upute

a) Narežite nori listove na trake širine 2 inča (5 cm).

b) Mješajte orahe u procesoru dok se grubo ne nasjeckaju. Dodati krupno narezanu mrkvu. Dodajte sušene rajčice, čili, origano, papar i limun i miješajte dok smjesa ne postane glatka. Dip stavite u zdjelu.

c) **Kako napraviti rolice:** Uzmite komad norija i dodajte oko 3 žlice umaka od orašastih plodova i ½ žlice kiselog kupusa.

d) Zarolajte i ponovite da dobijete oko 10 kiflica.

33.   Lagani sushi

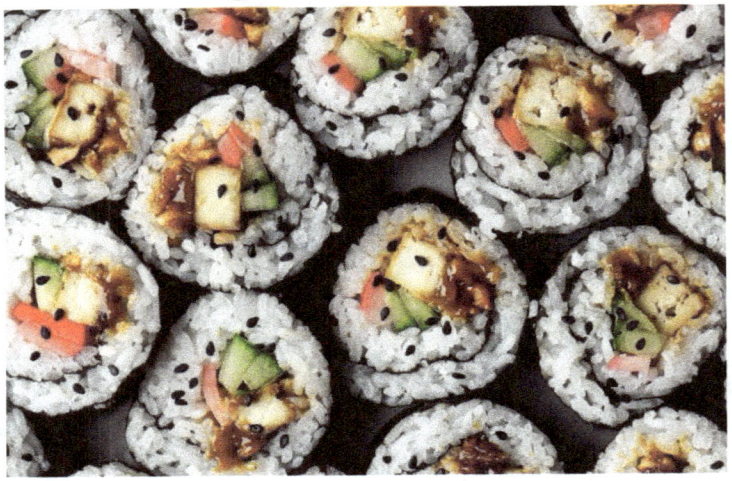

2 porcije

Sastojci:

- 1 pastrnjak
- 2 mrkve
- 2 žuta paprika babura
- ¼ velike ili 1 mala papaja
- 1 avokado, narezan na male komadiće, 6 listova norija
- Poslužite uz: wasabi pastu i tamari po ukusu

Upute

a) Ogulite pastrnjak. Narežite pastrnjak, mrkvu i papriku, a zatim narežite papaju na komade duge 2 inča (5 cm). Avokado također narežite na tanke ploške. Stavite povrće na pladanj.

b) Narežite nori listove na trake širine 2 inča (5 cm).

c) Tamari i wasabi poslužite u odvojenim zdjelicama. Stavite štapić svakog povrća na nori s malo wasabija i zarolajte. Rolat umočite u tamari neposredno prije jela.

34. Teksaški kavijar

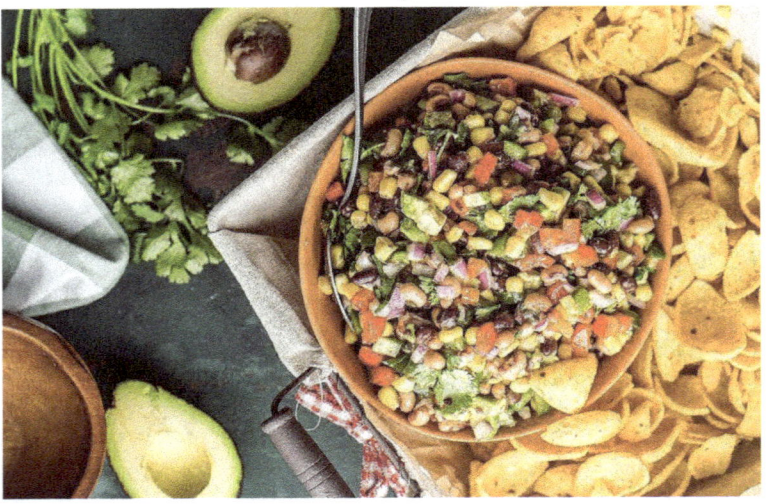

Sastojci:

- ⅓ šalice (55 g) nasjeckanog luka
- ½ šalice (75 g) nasjeckane zelene paprike
- ½ šalice (50 g) mladog luka, nasjeckanog
- ¼ šalice (36 g) nasjeckane jalapeño paprike
- 1 žlica (10 g) mljevenog češnjaka
- 20 cherry rajčica, narezanih na četvrtine
- 8 unci (235 ml) talijanskog preljeva sa smanjenim udjelom masti
- 2 šalice (450 g) konzerviranog crnog graška, ocijeđenog
- ½ žličice (1 g) mljevenog korijandera
- ¼ šalice (15 g) svježeg cilantra, nasjeckanog

Upute

a) U velikoj zdjeli pomiješajte luk, zelenu papriku, mladi luk, jalapeño papričice, češnjak, cherry rajčice, talijanski preljev, crni grašak i korijander. Pokrijte i ohladite u hladnjaku otprilike 2 sata.

b) Prelijte svježim cilantrom neposredno prije posluživanja.

35. Čips od krumpira bez masti

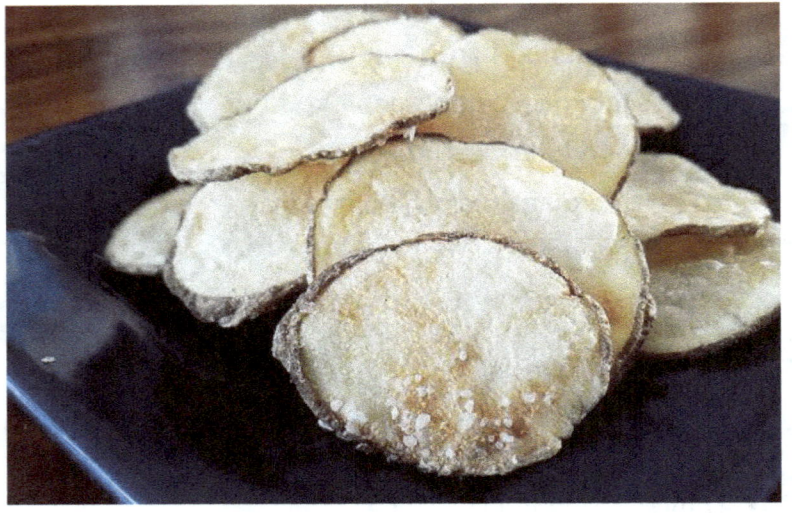

Sastojci:

- 4 srednja krumpira
- Vaš izbor začina ili bilja

Upute

a) Ako je krumpir star, ogulite ga prije rezanja. Ako je krumpir mlad ili ima dobru ljusku, nemojte ga guliti, samo ga dobro oribajte. Narežite krumpir debljine 1/16 inča (1,5 mm), rezajući ga poprijeko.

b) Po želji pospite začinima ili biljem po izboru. Ako imate pladanj za slaninu u mikrovalnoj pećnici, stavite narezani krumpir ravno na pladanj u jednom sloju. Pokrijte okruglim, teškim plastičnim poklopcem za mikrovalnu pećnicu. Ako nemate pladanj za slaninu, stavite krumpir između dva tanjura za mikrovalnu pećnicu. Stavite mikrovalnu pećnicu na najjaču (punu snagu) 7 do 8 minuta.

c) Vrijeme kuhanja može malo varirati, ovisno o snazi vaše mikrovalne pećnice. Narezani krumpir ne morate okretati. Tanjuri će biti vrući kad krumpir bude gotov. Nastavite peći u mikrovalnoj pećnici ostatak narezanog krumpira prema gore navedenim uputama.

36.   Niskomasni tortilja čips

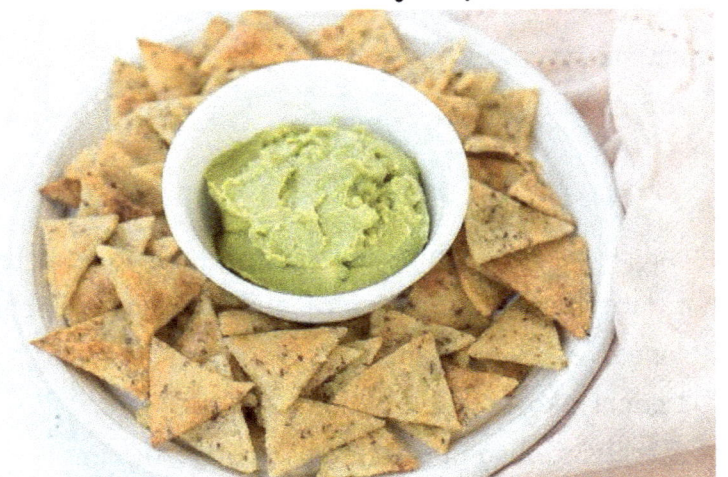

Sastojci:

- 1 kukuruzna tortilja
- Neljepljivo biljno ulje u spreju

Upute

a) Zagrijte pećnicu na 350°F (180°C ili plinska oznaka 4). Izrežite tortilju na 6 kriški. Stavite komade tortilje na lim za pečenje. Poprskajte neljepljivim biljnim uljem u spreju. Okrenite tortilje i poprskajte drugu stranu.

b) Pecite 10 minuta, ili dok ne postane hrskavo i ne porumene na rubovima.

37. Nemasni umak od mladog luka

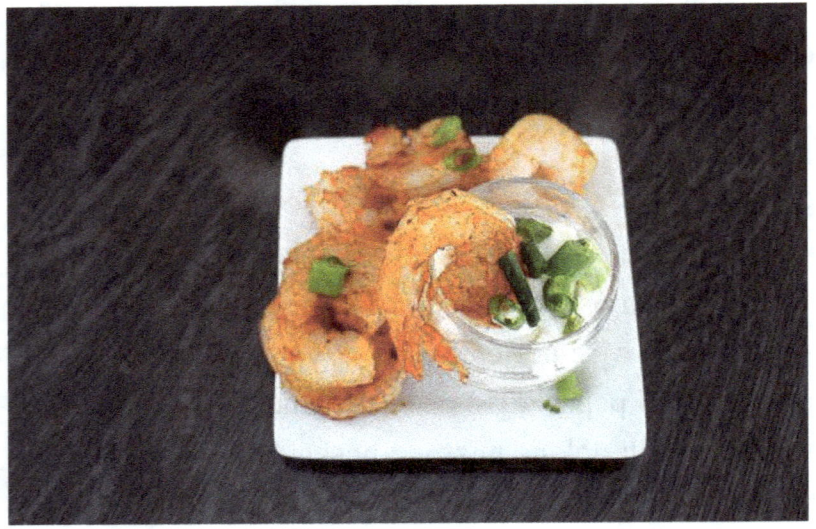

Sastojci:

- 1 šalica (225 g) malomasnog svježeg sira
- ¼ šalice (25 g) mladog luka, nasjeckanog
- 2 žličice (10 ml) soka od limuna

Upute

a) Pomiješajte sve sastojke u blenderu ili procesoru hrane i izmiksajte dok ne postane glatko.

b) Stavite u hladnjak na najmanje sat vremena kako bi se okusi razvili.

38. Garbanzo Dip

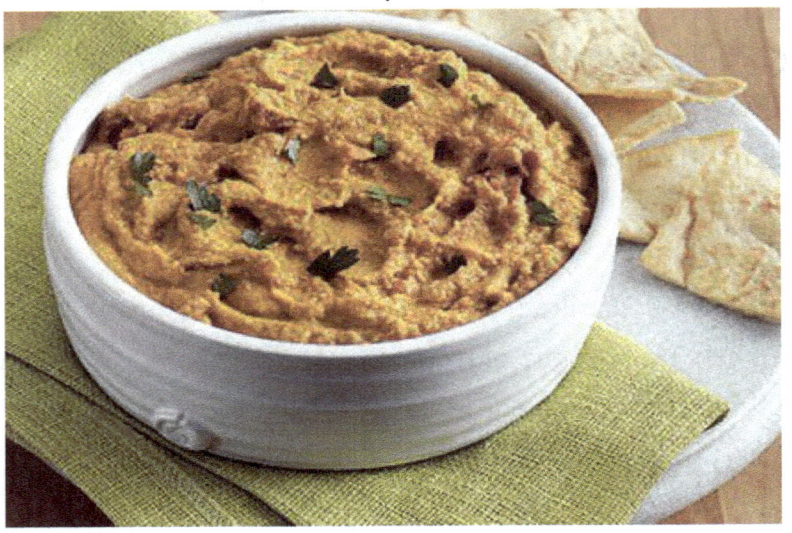

Sastojci:

- 2 šalice (450 g) konzerviranog garbanzo graha, ocijeđenog i ispranog
- 1 šalica (230 g) običnog jogurta bez masti
- 2 žlice (30 ml) soka od limuna
- 2 žlice (30 ml) maslinovog ulja
- Malo umaka od ljutih papričica
- 1 šalica (135 g) krastavca, oguljenog i narezanog na kockice
- ¼ šalice (40 g) nasjeckanog crvenog luka
- ¼ šalice (30 g) mrkve, naribane
- ½ šalice (90 g) roma rajčica, nasjeckanih

Upute

a) Pomiješajte garbanzo, jogurt, limunov sok, maslinovo ulje i umak od ljutih papričica u blenderu ili procesoru hrane dok ne postane glatko.

b) Prebacite umak u plitku zdjelu za posluživanje. Preostale sastojke pomiješajte i rasporedite po dipu.

GLAVNO JELO

39. Mung grah i riža s povrćem

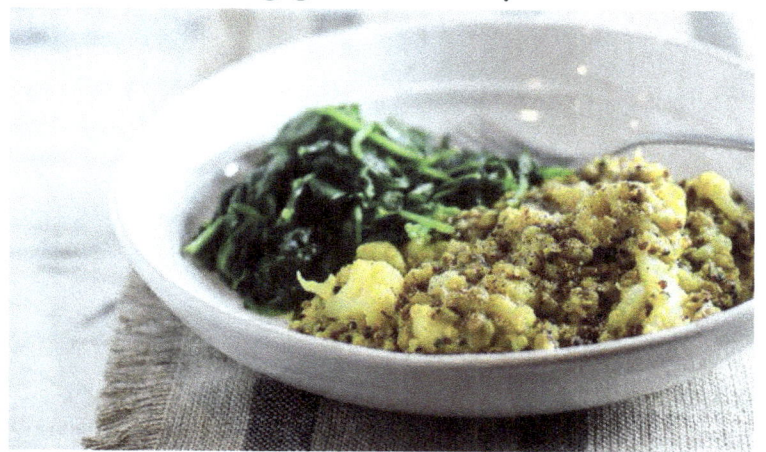

Sastojci:

- 4 ½ šalice vode
- ½ šalice cijelog mungo graha
- ½ šalice basmati riže
- 1 glavica luka, nasjeckana i 3 režnja češnjaka, nasjeckana
- ¾ šalice sitno mljevenog korijena đumbira
- 3 šalice nasjeckanog povrća
- 2 žlice gheeja ili ulja
- ¾ žlice kurkume
- ¼ čajne žličice sušenog mljevenog crvenog čilija
- ¼ žličice mljevenog crnog papra
- ½ žličice korijandera
- ½ žličice kumina
- ½ žličice soli

Upute:

a) Mung grah i rižu operite. Dodajte mung grah u kipuću vodu i kuhajte dok se ne počne cijepati. Dodajte rižu i kuhajte još 15 minuta uz povremeno miješanje. Sada dodajte povrće.

b) Zagrijte ghee/ulje u tavi za pirjanje i dodajte luk, češnjak i đumbir te pirjajte dok ne postane bistar. Dodajte začine i kuhajte još 5 minuta uz stalno miješanje. Po potrebi dodajte malo vode. To dodajte kuhanoj riži i grahu. Povrće možete zamijeniti kako želite, kao i koristiti Braggove tekuće amine, tamari ili sojin umak umjesto soli. Odličan okus uz jogurt!

40.   Tuna s paprenom korom

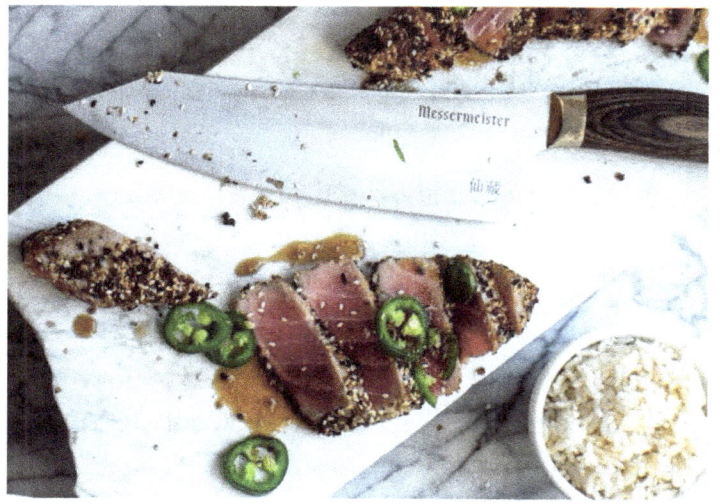

Sastojci
- 1 (5 unci) komad divlje tune
- Sok od 1 limuna
- ¼ šalice grubo mljevenog crnog papra
- ¼ šalice sjemenki sezama
- 1 žlica ekstra djevičanskog maslinovog ulja
- 1 režanj češnjaka, narezan na tanke ploške

Upute
a) Stavite tunjevinu u zdjelu i prelijte svježim limunovim sokom. Stavite papar i sezam na ravni tanjur. Udubite tunu u sjemenke papra/sezama i potpuno premažite.
b) Zagrijte ulje i češnjak u maloj tavi na jakoj vatri. Dodajte tunu u tavu i pecite 1 minutu sa svake strane. Poslužite s prilogom od pirjanog špinata ili prilogom salate začinjene ekstra djevičanskim maslinovim uljem i limunovim sokom.

41. Rižoto od smeđe riže

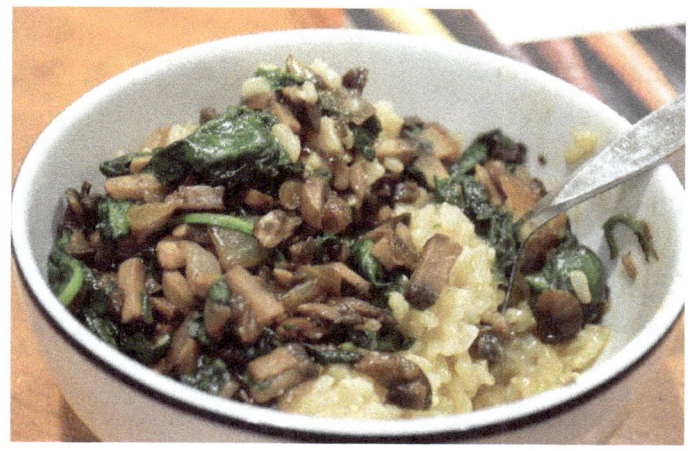

Sastojci
- 1 žlica ekstra djevičanskog maslinovog ulja
- 2 češnja češnjaka, mljevena
- 1 velika rajčica, nasjeckana
- 3 šake mladog špinata
- 1 šalica nasjeckanih gljiva
- 2 šalice cvjetića brokule
- Sol i papar, po ukusu
- 2 šalice kuhane smeđe riže
- Prstohvat šafrana
- Rendani parmezan (po želji)
- Pahuljice crvenog čilija (po želji)

Upute
a) Zagrijte ulje u velikoj tavi na srednje jakoj vatri. Pirjajte češnjak dok ne počne dobivati zlatnu boju. Dodajte rajčicu, špinat, gljive i brokulu. Začinite solju i paprom i kuhajte dok povrće ne omekša. Dodajte rižu i šafran te promiješajte, pustite da se sok od povrća upije u rižu.

b) Poslužite toplo ili hladno, po želji pospite parmezanom i/ili listićima crvene paprike.

42. Retox Nachos

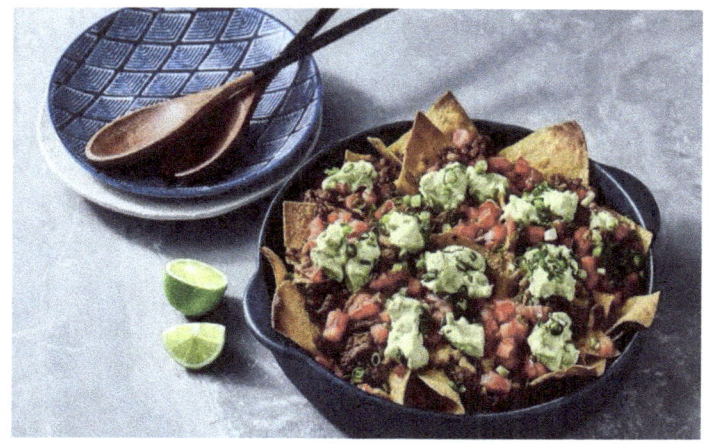

Sastojci

- 1 žlica ekstra djevičanskog maslinovog ulja
- 2 češnja češnjaka, mljevena
- 2 šalice mladog špinata
- ½ funte organske mljevene govedine
- ½ bijelog luka, nasjeckanog
- 1 rajčica, nasjeckana
- ½ avokada, narezanog na kockice
- Kiselo vrhnje, narezani jalapeños, svježi cilantro, za ukras
- Čips od plave tortilje od sezama

Upute:

a) Zagrijte ulje u tavi na srednje jakoj vatri. Dodajte češnjak i kuhajte dok ne dobije zlatnu boju. Dodajte špinat i pirjajte dok ne uvene, oko 5 minuta. Izvadite iz kalupa i ostavite da se ohladi na tanjuru.

b) U istu tavu dodajte mljevenu junetinu, usitnjavajući je drvenom kuhačom dok se kuha. Kad je meso pečeno, izvadite ga i stavite na špinat.

c) Na vrh stavite luk, rajčicu i avokado. Po želji ukrasite malom kiselom pavlakom, jalapeñosom i cilantrom.

d) Poslužite s tortilja čipsom i zaronite!

43. Tjestenina bez kupole

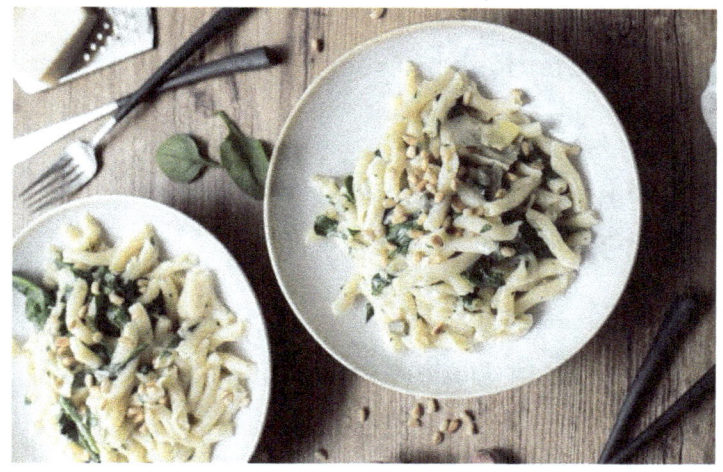

Sastojci
- 8 unci tjestenine od heljde
- 1 (14 unci) limenka srca artičoke (u vodi)
- 1 šaka svježe mente
- ½ šalice nasjeckanog zelenog luka
- 2 žlice suncokretovih sjemenki (po želji)
- 4 žlice ekstra djevičanskog maslinovog ulja

Upute:
a) Zakuhajte veliki lonac vode. Dodajte tjesteninu i kuhajte 8 do 12 minuta, prema uputama na pakiranju.
b) Tijekom kuhanja nasjeckajte srca artičoke, a metvicu nasjeckajte. Kad je kuhana, tjesteninu ocijediti i staviti u zdjelu.
c) Dodajte artičoke, metvicu, zeleni luk i sjemenke suncokreta (ako koristite i ne patite od migrene).
d) Prelijte maslinovim uljem i promiješajte. Ovo možete poslužiti toplo ili hladno.

44. Zlatna ribica

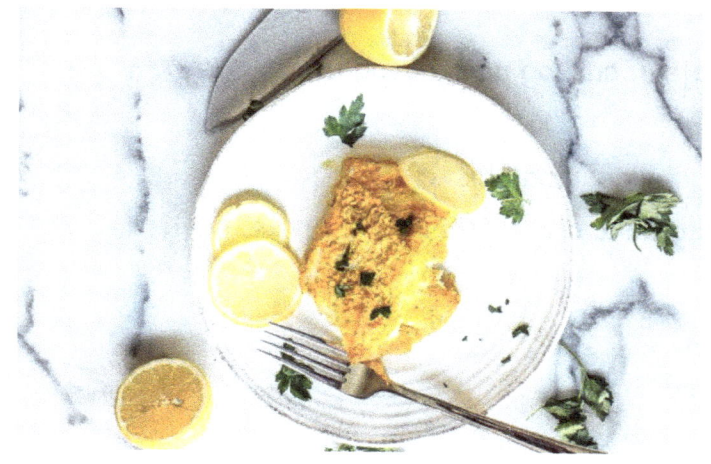

Sastojci:

- 1 žlica ekstra djevičanskog maslinovog ulja
- 2 češnja češnjaka
- 1 veliki žuti luk, narezan na ploške
- 4 (6 unci) divljeg bakalara s Aljaske (ili divlje ulovljene ribe po izboru)
- Sok od 2 limuna
- 1 žličica kurkume

Upute:

a) Zagrijte ulje u velikoj tavi na srednje jakoj vatri. Dodajte češnjak i kuhajte dok ne počne dobivati zlatnu boju. Dodajte luk i kuhajte dok ne postane proziran.

b) Iscijedite sok od limuna preko ribe i pospite kurkumom. Pecite ribu 5 minuta sa svake strane ili dok se vilicom ne raskomada. Poslužite s prilogom od riže i povrća.

45. Salmon Crush Crunch

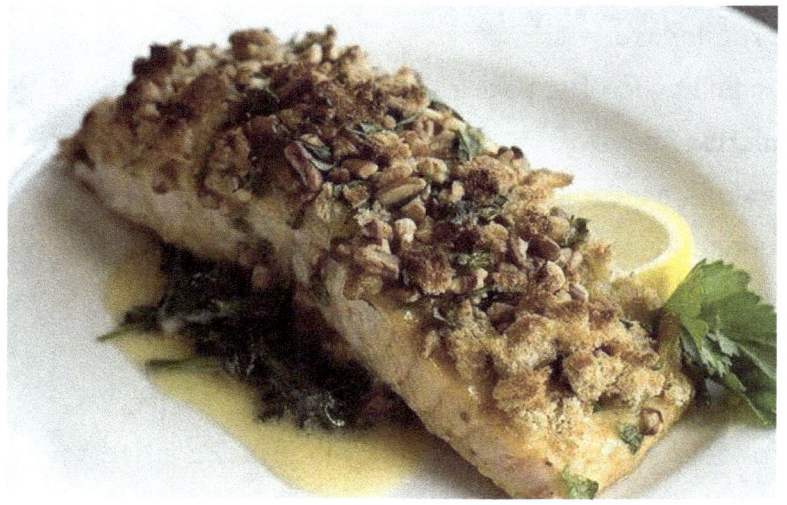

Sastojci

- 1 (6 unci) file lososa
- 3 žličice maslinovog ulja, podijeljene
- 2 šalice mladog špinata
- 1 šalica brokule narezane na kockice
- 1 šalica kuhane kvinoje ili divlje riže
- 1 žličica sjemenki lana ili sezama (po želji)

Upute:

a) Natrljajte losos sa 1 žličicom maslinovog ulja. Zagrijte tavu na srednje jakoj vatri. Dodajte losos i pojačajte temperaturu. Kuhajte 3 minute, zatim okrenite i kuhajte još 4 ili 5 minuta, dok se ne skuha i lako se raskine vilicom.

b) Staviti na stranu. U istoj tavi zagrijte preostale 2 žličice maslinovog ulja na srednje jakoj vatri. Dodajte špinat i brokulu i kuhajte dok špinat ne uvene, a brokula omekša. Dodajte kvinoju ili rižu i promiješajte.

c) Pospite sjemenkama lana ili sezama, ako ih koristite. Dodajte losos u tavu i natrgajte ga vilicom. Sve promiješajte i poslužite u zdjelici ili na sloju zelene salate.

46. Kvinoja Tabbouleh

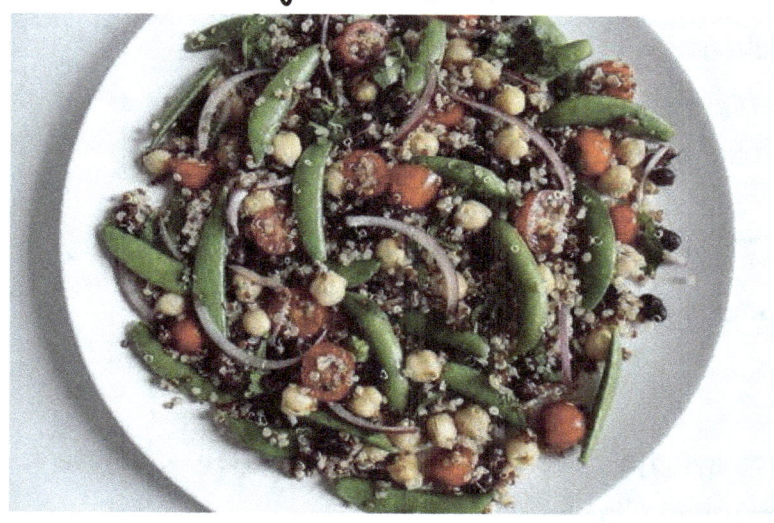

Sastojci

- ½ šalice kuhane kvinoje
- 2 vezice peršina, sitno nasjeckanog
- ½ bijelog luka, narezanog na kockice
- 1 rajčica, narezana na kockice
- 1 žlica ekstra djevičanskog maslinovog ulja
- Sok od 1 limuna

Upute:

a) Pomiješajte kvinoju, peršin, luk i rajčicu u zdjeli. Začinite maslinovim uljem i limunovim sokom.
b) Promiješajte i uživajte.

47. Proso, riža i šipak

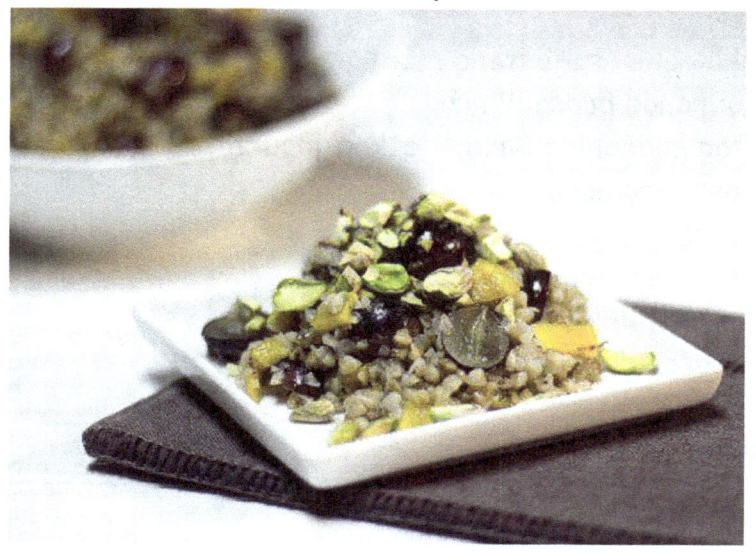

Sastojci

- 2 šalice tanke pohe (spljoštene riže)
- 1 šalica nabubrenog prosa ili riže
- 1 šalica gustog mlaćenice (vrlo rijetkog jogurta)
- 1/2 šalice komadića nara
- 5-6 listova curryja
- 1/2 žličice sjemena gorušice
- 1/2 žličice sjemenki kumina
- 1/8 žličice asafetide
- 5 žličica ulja
- Šećer po ukusu
- Posolite po ukusu
- Svježi ili sušeni kokos - nasjeckan
- Svježi listovi korijandera

Upute

a) Zagrijte ulje i dodajte sjemenke gorušice.
b) Kad popucaju dodajte sjemenke kumina, asafetidu i listove curryja.
c) U veliku zdjelu stavite pohe . Pomiješajte ga sa mješavinom začina ulja, šećera i soli.
d) Kad se ohladi pomiješajte jogurt, korijander i kokos s poheom .
e) Po želji poslužite s korijanderom i kokosom.

48. Španjolski slanutak i tjestenina

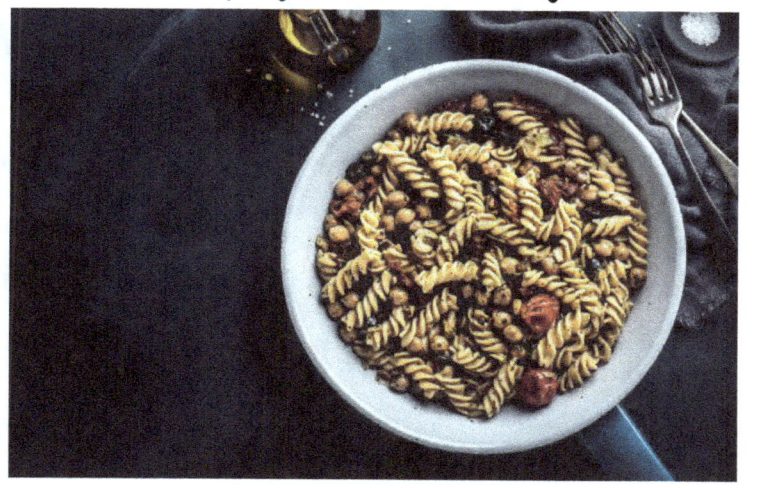

Porcije: 4

Sastojci

- 2 žlice maslinovog ulja
- 2 češnja češnjaka
- 1/2 žlice dimljene paprike
- 1 žlica mljevenog kima
- 1/2 žlice sušenog origana
- 1/4 žlice kajenskog papra
- Svježe nasjeckani crni papar
- 1 glavica žutog luka
- 2 šalice nekuhane veganske tjestenine
- 1 15 oz. može paradajz narezan na kockice
- 1 15 oz. mogu na četvrtine narezana srca artičoke
- 1 19 oz. može slanutak
- 1,5 šalice juhe od povrća
- 1/2 žlice soli (ili po ukusu)
- 1/4 vezice svježeg peršina
- 1 svježi limun

Upute

a) Nasjeckajte češnjak i dodajte ga u veliku duboku tavu zajedno s maslinovim uljem. Kuhajte na srednje niskoj vatri 1-2 minute, ili samo dok ne omekšaju i ne zamirišu. U tavu dodajte dimljenu papriku, kumin, origano, kajenski papar i malo svježe nasjeckanog crnog papra. Promiješajte i pirjajte začine na zagrijanom ulju još minutu.

b) Narežite luk na kockice i dodajte ga u tavu. Pirjajte luk dok ne omekša i postane proziran (oko 5 minuta) . Dodajte tjesteninu i pirjajte još 2 minute.
c) Ocijedite slanutak i srca artičoke pa ih dodajte u tavu zajedno s konzervom rajčice narezane na kockice (sa sokom), juhom od povrća i pola žličice soli. Grubo nasjeckajte peršin i dodajte ga u tavu, a malu količinu ostavite za posipanje gotovog jela. Pomiješajte sve sastojke u tavi dok se ne ujednače.
d) Stavite poklopac na tavu i pojačajte vatru na srednje jaku. Pustite da tava prokuha. Kad zavrije, smanjite vatru i ostavite da kuha 20 minuta. Pazite da lagano krčka cijelo vrijeme i po potrebi malo pojačajte temperaturu kako bi se nastavilo kuhati.
e) Nakon što je kuhala 20 minuta, isključite vatru i ostavite da odstoji 5 minuta bez skidanja poklopca. Na kraju maknite poklopac, probijte vilicom i pospite preostalim nasjeckanim peršinom. Izrežite limun na kriške i iscijedite svježi sok preko svake zdjelice.

49. Čili kapice u kokosovom mlijeku

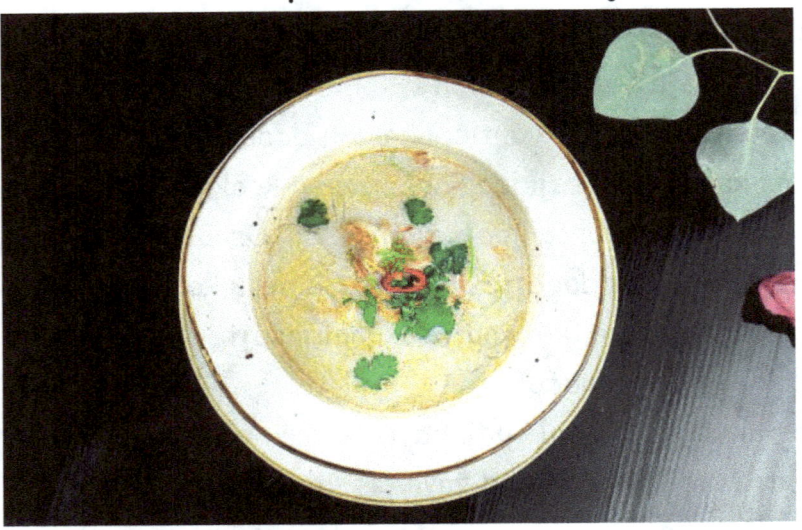

Služi 4

Sastojci

- morske kapice od 1 funte (ili kockice bijele ribe po vašem izboru)
- 1 žlica crvenog čilija sambala
- 3 žlice biljnog ulja
- 1/2 žličice sjemena gorušice
- 8 svježih listova curryja
- 2 žličice paste od đumbira i češnjaka
- 2 manje rajčice, nasjeckane
- 1/2 žličice kurkume u prahu
- Kuhinjska sol, po ukusu
- Voda, po potrebi
- Kokosovo mlijeko, za ukras

Upute

a) U zdjeli pomiješajte jakobove kapice i sambal. (Ako umjesto toga koristite sušeni crveni čili, dodajte i 2 žličice ulja.) Ostavite sa strane 15 minuta.

b) Dok se jakobove kapice mariniraju, zagrijte biljno ulje u tavi srednje veličine. Dodajte sjemenke gorušice; kad počnu prskati, dodajte listove curryja, pastu od đumbira i rajčice.

c) Pirjajte oko 8 minuta ili dok se ulje ne počne odvajati od stijenki smjese. Dodajte kurkumu i sol i dobro promiješajte. Dodajte otprilike 1 šalicu vode i kuhajte nepoklopljeno 10 minuta.

d) Dodajte jakobove kapice (zajedno sa svim crvenim čilijem) i kuhajte na srednje jakoj vatri dok se jakobove kapice ne skuhaju, oko 5 minuta. Ukrasite kokosovim mlijekom i poslužite vruće.

50.   Čili riba s ajvarom

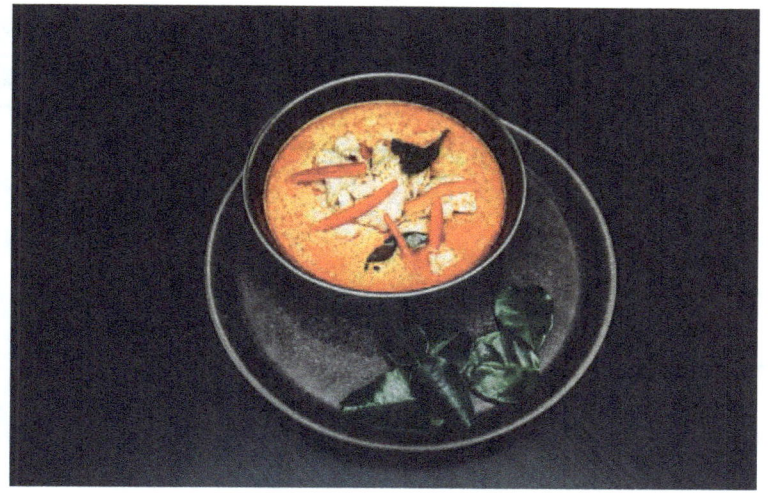

Služi 4

Sastojci

- Bijela riba od 1 funte, izrezana na komade od 1 1/2 inča
- 3/4 žličice kurkume u prahu
- Sok od 1/2 limuna
- 1 žličica korijandera u prahu
- 1 žličica kumina u prahu
- 1/4 žličice crnog papra u zrnu, grubo tucanog
- 4 sušena crvena čilija, grubo istucana
- Kuhinjska sol, po ukusu
- Biljno ulje za prženje u dubokom ulju
- Chaat , izborno

Upute

a) Kockice ribe stavite u zdjelu. Dobro ih natrljajte kurkumom i ostavite sa strane oko 10 minuta. Ribu operite i osušite.

b) U zdjeli pomiješajte limunov sok, korijander u prahu, kumin u prahu, crni papar, crveni čili i sol; dobro promiješajte. Dodajte ribu i miješajte kako biste bili sigurni da su svi komadi dobro obloženi. Hladiti, poklopljeno, 2 sata.

c) Zagrijte biljno ulje u fritezi ili dubokoj tavi na 350°. Pržite nekoliko komada ribe odjednom. Izvadite iz ulja šupljikavom žlicom i ocijedite na papirnatom ručniku. Nastavite dok se sva riba ne ispeče.

d) Odbacite preostalu marinadu. Poslužite odmah.

e) pospite mješavinu začina Chaat na ribu neposredno prije posluživanja.

51. Griz s povrćem

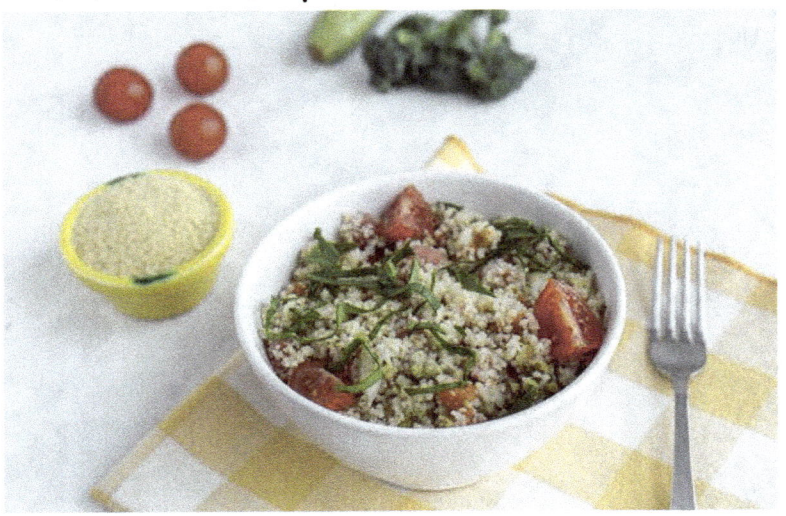

Sastojci

- ½ šalice griza
- 1 šalica vode
- 2 žlice ulja
- 1/4 žlice sjemenki gorušice
- 1/4 žlice sjemenki kumina
- 1 prstohvat asafetide
- 5-6 listova curryja
- ½ žlice naribanog đumbira
- ½ žlice korijandera u prahu
- ½ žlice kumina u prahu
- Posolite po ukusu
- 1-2 rajčice - mogu se kuhati ili jesti sirove sa strane
- 1 šalica krumpira, kupusa, cvjetače, mrkve .
- Svježi kokos
- Svježi listovi korijandera

Upute

a) Na suho pržite griz u tavi 10 do 15 minuta dok ne postane ružičasto smeđi. Izvaditi iz posude.

b) Zagrijte ulje i dodajte sjemenke gorušice. Kad popucaju dodajte kumin, asafetidu , listove curryja, đumbir, korijander u prahu i kumin u prahu. Dodajte povrće i kuhajte na pola.

c) Dodajte prepržni griz, sol i vodu. Pustite da zavrije, poklopite i kuhajte 10 minuta. Otklopite i pržite 2 do 3 minute. Dodajte svježi kokos po ukusu i listiće korijandera.

52. Tepsija od cikle i mrkve

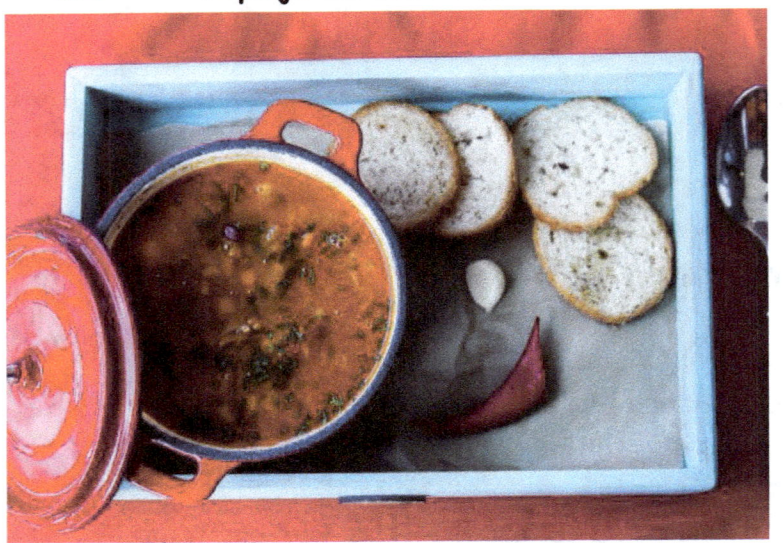

Za 4-6 osoba

Sastojci:

- 2 vezice mladog luka, nasjeckanog
- 3 češnja češnjaka, nasjeckana
- Ghee ili biljno ulje
- 1 vezica cikle
- 1 lb mrkve
- Soja umak ili Tamari Mljeveni crni papar
- 1 lb naribanog sira

Upute:

a) Oribajte ciklu i mrkvu. Ciklu kuhati na pari cijelu. Nemojte rezati korijenje ili stabljike. Nakon 15-20 minuta dodajte mrkvu. Kuhajte na pari dok ne omekša, ali bude čvrst. Zatim uklonite vanjske kore s cikle i mrkve. Naribati pomoću krupnijeg ribeža. Cveklu i mrkvu držite odvojeno kako biste sačuvali njihovu prepoznatljivu boju.

b) Mladi luk i češnjak pirjajte na ulju ili gheeju dok ne omekšaju. Pomiješajte s ciklom i mrkvom te crnim paprom. Stavite u vatrostalnu posudu. Pospite soja umakom ili tamarijem. Pokrijte naribanim sirom i pecite dok se sir ne rastopi i ne porumeni.

53. Kremasta piletina s bademima

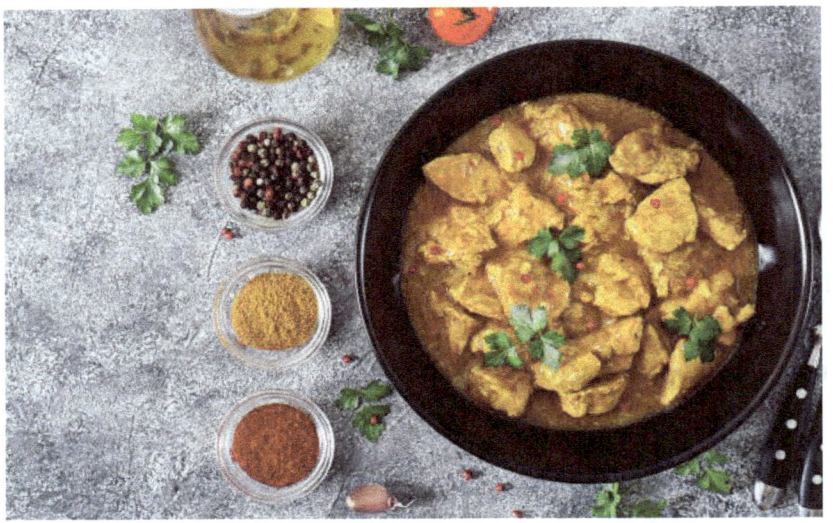

Poslužuje 4-5

Sastojci

- 1/4 šalice blanširanih badema
- Voda, po potrebi
- 4 žlice biljnog ulja
- lovorov list
- klinčići
- 5 zrna papra
- 1 zeleni čili, očišćen od sjemenki i samljeven
- 1 žlica paste od đumbira i češnjaka
- 8 komada pilećih bataka bez kože i kostiju
- 1/2 žličice crvenog čilija u prahu
- 1/4 žličice kurkume u prahu
- 1 žličica korijandera u prahu
- 1/2 žličice tople mješavine začina
- Kuhinjska sol, po ukusu
- 1/4 šalice običnog jogurta, tučenog
- 1/4 šalice gustog vrhnja

Upute

a) U blenderu ili procesoru hrane pomiješajte bademe s nekoliko žlica vode da dobijete gustu, glatku pastu. Staviti na stranu. U velikoj tavi zagrijte biljno ulje na srednjoj razini. Dodajte lovorov list, klinčiće, papar u zrnu, zeleni čili i pastu od đumbira i češnjaka; pirjajte oko 10 sekundi. Dodajte piletinu i pirjajte dok dobro ne porumeni s obje strane, oko 5 do 10 minuta.

b) Dodajte crveni čili, kurkumu, korijander, mješavinu začina i sol; kuhati oko 5 minuta. Dodajte jogurt i pirjajte dok se masnoća ne počne odvajati. Dodajte oko 1/2 šalice vode.
c) Poklopite i pirjajte dok piletina ne omekša i bude kuhana, oko 10 do 15 minuta. Povremeno promiješajte, dodajte koju žlicu vode ako vam se jelo čini presuho. Dodajte pastu od badema i vrhnje. Kuhajte nepoklopljeno na srednjoj vatri oko 8 minuta.

54. Ljuto začinjena janjetina

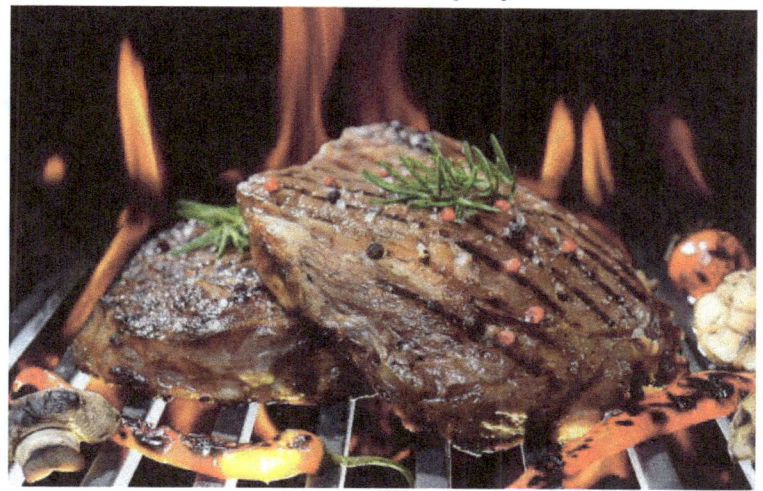

Služi 4

Sastojci

- 1 1/4 funte nemasne mljevene janjetine
- 1 žličica naribanog svježeg đumbira
- 1/2 žličice crvenog čilija u prahu
- žličica mljevenog češnjaka
- žlice običnog jogurta, tučenog
- 1/4 žličice kurkume u prahu
- 1 Serrano zeleni čili, bez sjemenki i samljeven
- 1/2 šalice vode
- žlice biljnog ulja
- 1 veliki crveni luk, nasjeven
- 1/4 šalice nezaslađenog sušenog kokosa
- Kuhinjska sol, po ukusu
- 1/2 žličice tople mješavine začina

Upute

a) U dubokoj tavi pomiješajte janjetinu, đumbir, crveni čili u prahu, češnjak, jogurt, kurkumu i zeleni čili. Dodajte vodu i pustite da zavrije. Poklopite i pirjajte na laganoj vatri oko 45 minuta ili dok janjetina ne bude pečena. Staviti na stranu.

b) U velikoj tavi zagrijte biljno ulje. Dodajte luk i pržite uz stalno miješanje dok dobro ne porumeni, oko 8 minuta. Dodajte janjetinu i pržite još 4 do 5 minuta. Dodajte kokos i sol; pirjajte još 5 minuta. Poslužite vruće, ukrašeno toplom mješavinom začina.

55. Začinjeni škampi u kokosovom mlijeku

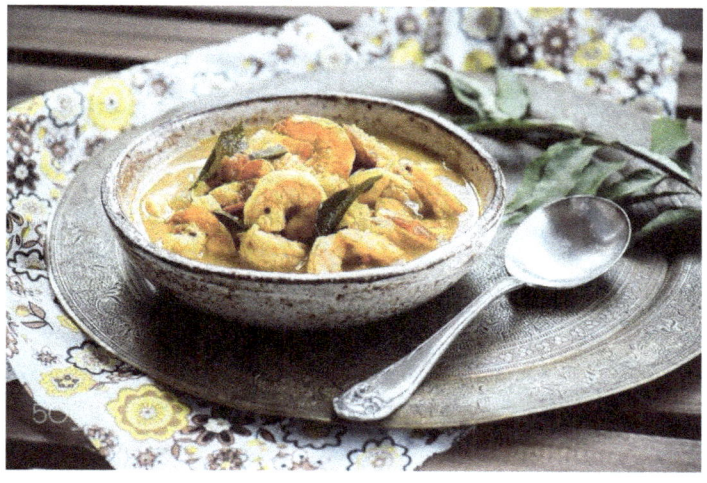

Služi 4

Sastojci

- 1 list lovora
- 1 žličica sjemenki kumina
- (1 inča) štapić cimeta
- klinčići
- zrna crnog papra
- Komad svježeg đumbira od 1 inča, oguljen i narezan na ploške
- režnjevi češnjaka
- Voda, po potrebi
- 3 žlice biljnog ulja
- 1 veliki crveni luk, nasjeven
- 1/2 žličice kurkume u prahu
- Škampi od 1 funte, oguljeni i očišćeni
- 1 (14 unci) limenka svijetlog kokosovog mlijeka
- Kuhinjska sol, po ukusu

Upute

a) U mlincu za začine grubo sameljite lovorov list, sjemenke kumina, štapić cimeta, klinčiće, papar u zrnu, đumbir i češnjak. Po potrebi dodajte 1 žlicu vode.

b) U tavi srednje veličine zagrijte biljno ulje. Dodajte mljevenu mješavinu začina i pirjajte oko 1 minutu. Dodajte luk i pirjajte 7 do 8 minuta ili dok luk dobro ne posmeđi.

c) Dodajte kurkumu i dobro promiješajte. Dodajte škampe i pirjajte oko 2 do 3 minute dok više ne budu ružičaste.

d) Dodajte kokosovo mlijeko i sol. Pirjajte 10 minuta ili dok se umak ne počne zgušnjavati. Maknite s vatre i poslužite vruće.

56. Parsi riba

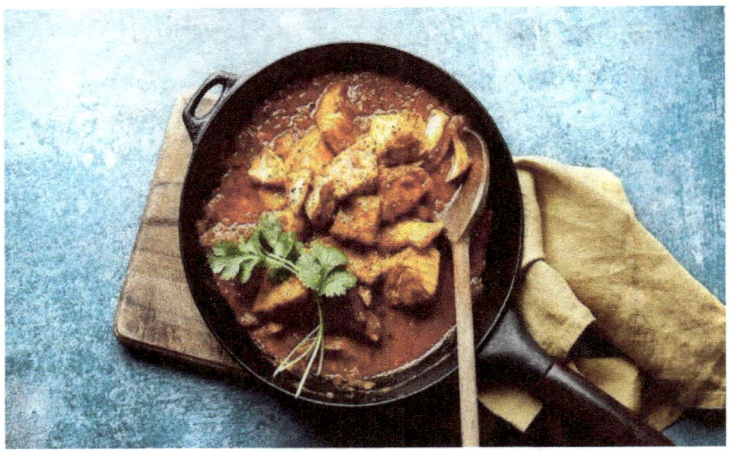

Služi 4

Sastojci

- 4 (1 inča debljine) riblja odreska (vrsta po vašem izboru)
- 3/4 žličice kurkume u prahu
- 8 žlica zelenog čilija
- Chutney od kokosa

Upute

a) Riblje odreske stavite u zdjelu. Odreske dobro natrljajte kurkumom i ostavite sa strane 10-ak minuta. Isperite i osušite

b) Izrežite 4 kvadrata aluminijske folije dovoljno velika da u njih smjeste odreske. U sredinu svakog komada folije stavite po jedan odrezak. Prekrijte ribu s 2 velike žlice ajvara. Preklopite foliju preko nje kao da zamatate poklon. Ostavite malo prostora da se para proširi.

c) Zagrijte pećnicu na 400°.

d) Stavite pakete folije na lim za pečenje. Pecite dok riba nije potpuno pečena (20 do 25 minuta za odreske debljine 1 inča). Vrijeme će ovisiti o debljini vašeg odreska. Poslužite vruće.

57. Wasabi piletina Tikka

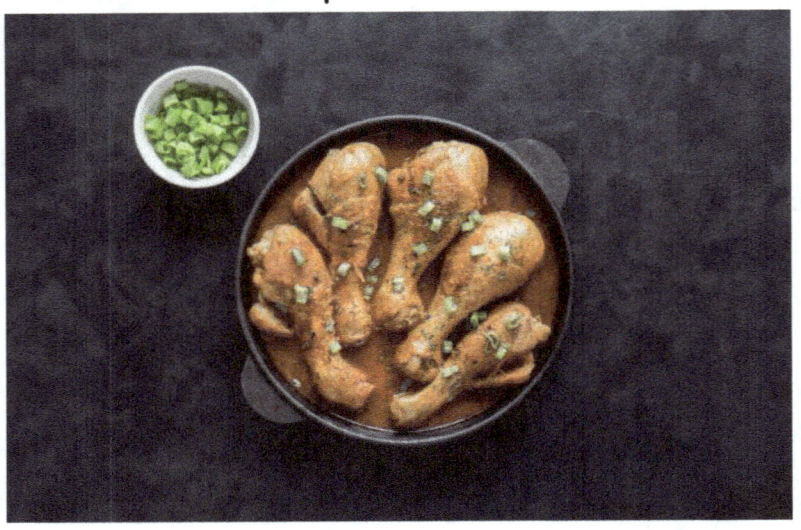

Služi 4

Sastojci

- 3 žlice biljnog ulja
- 1 glavica crvenog luka srednje veličine, sitno nasjeckana
- 1 žlica paste od đumbira i češnjaka
- 2 srednje rajčice, sitno nasjeckane
- 1/2 žličice crvenog čilija u prahu
- 1/4 žličice kurkume u prahu
- Kuhinjska sol, po ukusu
- 1/2 žličice tople mješavine začina
- 3/4 šalice gustog vrhnja.
- Piletina Tikka
- 2 žlice wasabi umaka

Smjer s

a) U velikoj tavi zagrijte biljno ulje na srednjoj razini. Dodajte luk i pirjajte dok dobro ne porumeni, oko 7 do 8 minuta. Dodajte pastu od đumbira i češnjaka i pirjajte još jednu minutu.
b) Dodajte rajčice i kuhajte oko 8 minuta ili dok se rajčice ne skuhaju i dok se ulje ne počne odvajati sa stijenki smjese. Dodajte crveni čili, kurkumu, sol i mješavinu začina; pirjajte 1 minutu.
c) Umiješajte wasabi teriyaki umak
d) Dodajte vrhnje i kuhajte oko 2 minute. Dodajte piletinu Tikka i dobro promiješajte. Kuhajte 2 minute ili dok se piletina ne zagrije. Poslužite vruće.

58. Kremasta piletina s orasima

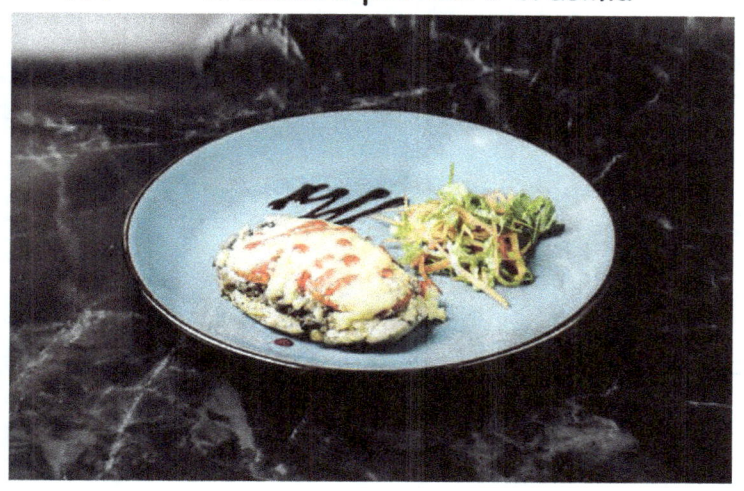

Sastojci

- 2 manja glavica crvenog luka oguljena i nasjeckana
- Komad svježeg đumbira od 1 inča, oguljen i narezan na ploške
- 4 češnja češnjaka, oguljena
- 4 sušena crvena čilija
- 2 žličice korijandera u prahu
- Voda, po potrebi
- 3 žlice neslanih indijskih oraščića, namočenih u vodi 10 minuta
- 2 žlice bijelog maka, potopljenog u vodi za
- 20 minuta
- 2 žlice badema, blanširanih
- 3 žlice pročišćenog maslaca
- 2 (1 inča) štapića cimeta
- 2 mahune crnog kardamoma, izgnječene
- 1 veći list lovora
- 2 zelene mahune kardamoma, izgnječene
- 1 žličica kumina u prahu
- 1 šalica običnog jogurta, tučenog
- 11/2 kilograma piletine bez kosti narezane na kockice
- Kuhinjska sol, po ukusu
- 1 žličica tople mješavine začina
- Pečene sjemenke kumina, za ukras

Upute

a) U blenderu ili procesoru hrane pomiješajte zajedno luk, đumbir, češnjak, crveni čili, korijander u prahu i do 1/4 šalice vode da napravite pastu. Staviti na stranu. Obradite ili pomiješajte indijske oraščiće, mak, bademe i dovoljno vode da dobijete glatku, gustu pastu. Staviti na stranu.

b) U dubokoj tavi zagrijte pročišćeni maslac na srednje jakoj vatri. Dodajte štapiće cimeta, crni kardamom, lovorov list, klinčiće i zeleni kardamom; pirjajte dok ne zamiriše, oko 1 1/2 minuta. Dodajte pastu od luka i kumin. Pirjajte na srednje niskoj vatri uz stalno miješanje dok se maslac ne odvoji od paste od luka. Dodajte jogurt i nastavite kuhati oko 12 minuta uz stalno miješanje.

c) Dodajte komade piletine. Pirjajte poklopljeno 15 do 20 minuta ili dok piletina ne omekša.

d) Dodajte pastu od orašastih plodova i pirjajte nepoklopljeno oko 4 minute. Umiješajte sol i toplu mješavinu začina.

59. grčki karfiol

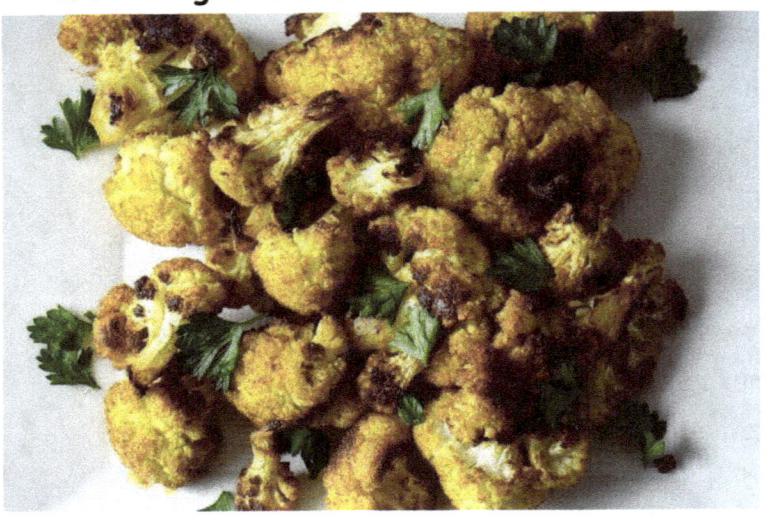

Služi 2

Sastojci:

- ½ glavice cvjetače
- 2 rajčice
- 4 inča (10 cm) krastavca
- ½ crvene paprike
- ½ vezice metvice
- ½ vezice cilantra
- ½ vezice bosiljka
- 1/4 šalice (50 ml) vlasca
- 10 crnih maslina bez koštice
- ½ kutije izdanaka suncokreta, oko 1,5 unce (45 grama)
- žlica maslinovog ulja
- ½ žlice soka limete

Upute

a) Cvjetaču narežite na veće komade i miksajte u multipraktiku dok ne postane poput kuskusa. Paradajz, krastavac i papriku narežite na komade.

b) Usitnite začinsko bilje. Stavite sve u zdjelu i dodajte masline i klice suncokreta.

c) Prelijte uljem i malo limete i ponovno promiješajte.

60.   Kremasta tjestenina od tikvica

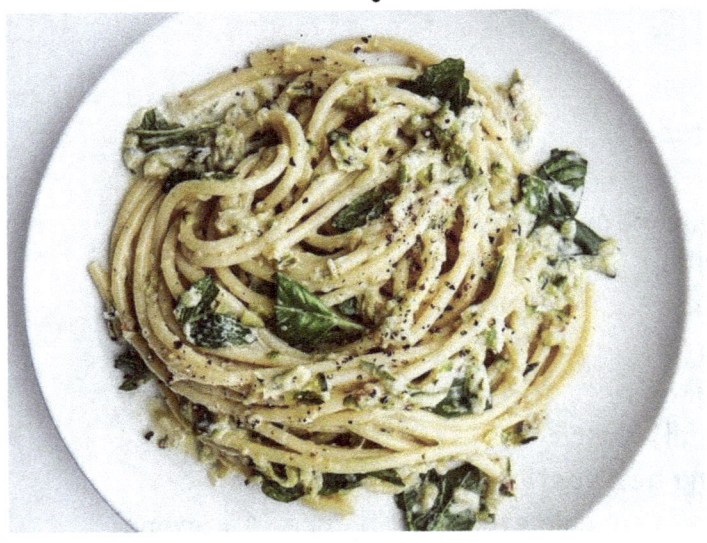

Služi 2

Sastojci:

- 1 unca (25 g) proklijalog graška
- Tikvica

Kremasti umak:

- ½ šalice (100 ml) pinjola
- 2 žlice maslinovog ulja
- 1 žlica soka od limuna
- 3-4 žlice vode prstohvat soli

Upute

a) Gulilicom za krumpir ogulite tikvice. Uklonite vanjsku zelenu koru. Nastavite guliti do srži tako da dobijete trakice slične tagliatelle.

b) Stavite u zdjelu i malo posolite. Pinjole izblendajte dok ne budu fino samljeveni. Dodajte maslinovo ulje, limun, vodu i prstohvat soli.

c) Miješajte dok ne dobijete umak. Prelijte umak preko tikvica. Na vrh dodajte mladice graška.

61.   Tikvice s pestom od bundeve

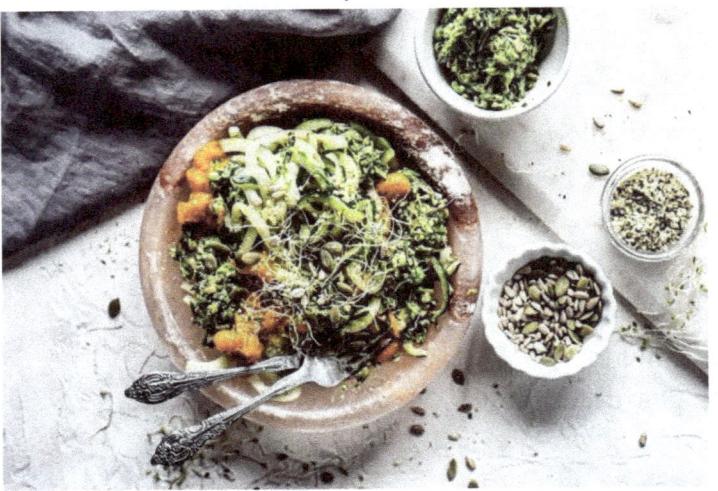

2-3 porcije

Sastojci:

Pesto od bundeve:
- ½ šalice (100 ml) sjemenki bundeve
- ⅜ šalice (75 ml) maslinovog ulja
- 1 žlica soka od limuna
- 1 prstohvat soli 1 vezica bosiljka

Preljev:
- 7 crnih maslina
- 5 cherry rajčica

Upute

a) U procesoru hrane izmiješajte sjemenke bundeve u fino brašno. Dodajte maslinovo ulje, limun i sol i miješajte dok se dobro ne sjedini. Povremeno zastanite da stružete po bokovima. Dodajte listiće bosiljka.

b) Začinite s još maslinova ulja, soli i limuna. Čuvajte pesto u zatvorenoj staklenci. U hladnjaku će trajati oko tjedan dana.

c) Gulilicom za krumpir ogulite vanjsku stranu zelenih tikvica. Nastavite s guljenjem do srži. Sačuvajte jezgru i upotrijebite je za salatu za ručak sljedeći dan. Pomiješajte tikvice i pesto i pospite maslinama i cherry rajčicama.

SALATE

62. Kupus s brusnicom

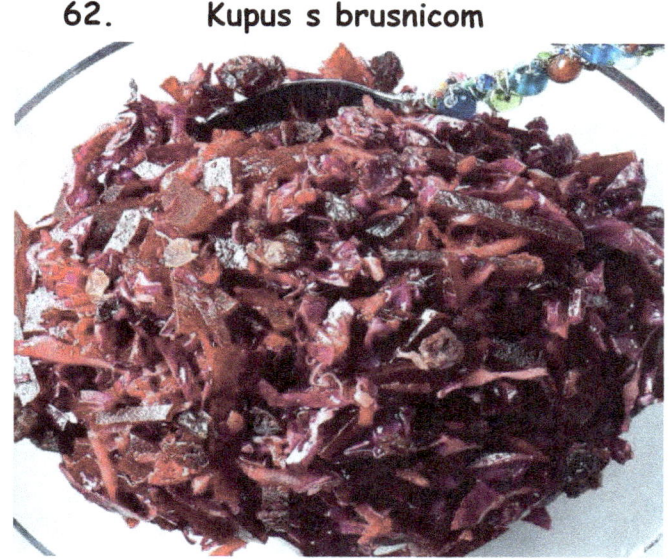

1 porcija

Sastojci:

- ½ manje glavice kupusa
- 1 žlica maslinovog ulja
- 2 žličice soka od limuna
- ½ žlice jabučnog octa
- ½ šalice (100 ml) brusnica, svježih ili smrznutih i odmrznutih
- ¼ šalice (50 ml) namočenih sjemenki bundeve

Upute

a) Kupus sitno narežite i stavite u zdjelu. Ulijte maslinovo ulje, limunov sok i jabučni ocat. Miješajte rukama dok kupus ne omekša.
b) Dodajte brusnice i sjemenke bundeve i promiješajte.

63. Začinjena salata od povrća

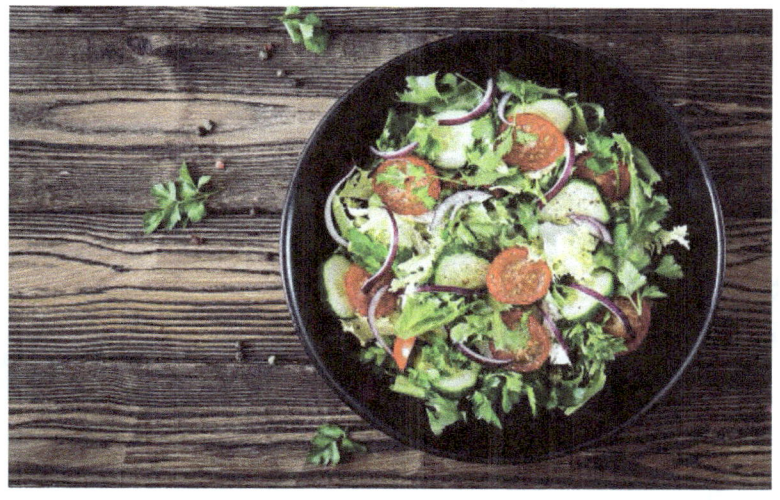

Sastojci

- začinska mješavina - zagrijati ulje, dodati sjemenke gorušice, kad popucaju dodati sjemenke kumina pa listove karija i asafetidu
- Sol i šećer
- Sok od limuna/limete
- Svježi listovi korijandera
- Svježi ribani kokos
- Prženi kikiriki u prahu ili cijeli prženi kikiriki
- Jogurt

Upute

a) Svježe povrće narežite i po potrebi skuhajte na pari.
b) Dodajte bilo koje druge sastojke po ukusu. Osnovnu začinsku mješavinu dodajte na kraju.
c) Sve zajedno izmiješajte i poslužite.

64. Salata od cikle i rajčice

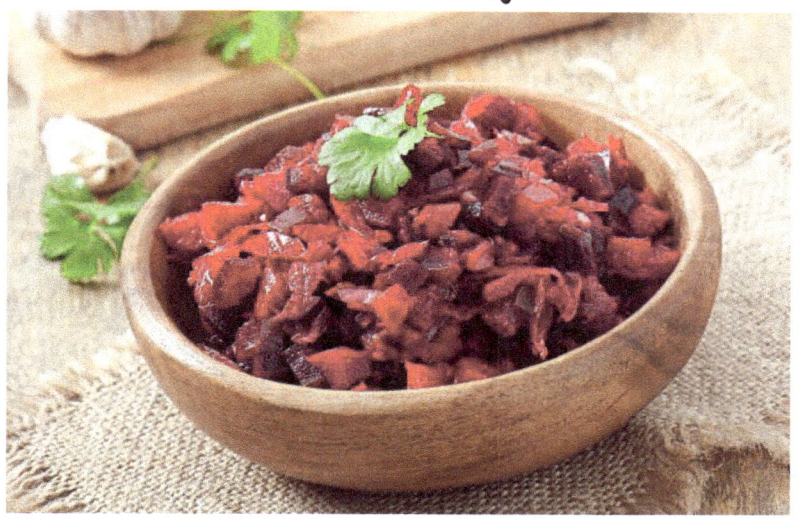

Sastojci

- 1/2 šalice svježih rajčica – nasjeckanih
- 1/2 šalice kuhane cikle – nasjeckane
- 1 žlica biljnog ulja
- 1/4 žlice sjemenki gorušice
- 1/4 žlice sjemenki kumina
- Prstohvat kurkume
- 2 prstohvata asafetide
- 4-5 listova curryja
- Posolite po ukusu
- Šećer po ukusu
- 2 žlice kikirikija u prahu
- Svježe nasjeckano lišće korijandera

Upute

a) Zagrijte ulje pa dodajte sjemenke gorušice.
b) Kad popucaju dodajte kumin, zatim kurkumu, listove curryja i asafetidu.
c) Dodajte mješavinu začina cikli i rajčici zajedno s kikirikijem u prahu plus sol, šećer i listiće korijandera po ukusu.

65. Salata od kupusa i nara

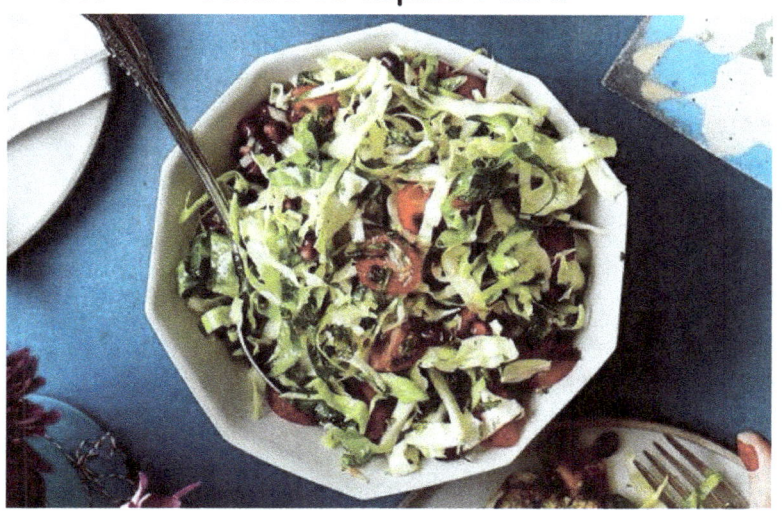

Sastojci

- 1 šalica kupusa – naribanog
- ½ nara
- ¼ žlice sjemenki gorušice
- ¼ žlice sjemenki kumina
- 4-5 listova curryja
- Stisnite asafetidu
- 1 žlica ulja
- Sol i šećer po ukusu
- Limunov sok po ukusu
- Svježi listovi korijandera

Upute

a) Uklonite sjemenke iz nara.
b) Pomiješajte šipak sa kupusom.
c) Zagrijte ulje u tavi i dodajte sjemenke gorušice. Kad popucaju dodajte sjemenke kima, listove curryja i asafetidu . U kupus dodajte mješavinu začina.
d) Po ukusu dodajte šećer, sol i sok od limuna. Dobro promiješajte.
e) Po želji ukrasite korijanderom.

66. Salata od mrkve i nara

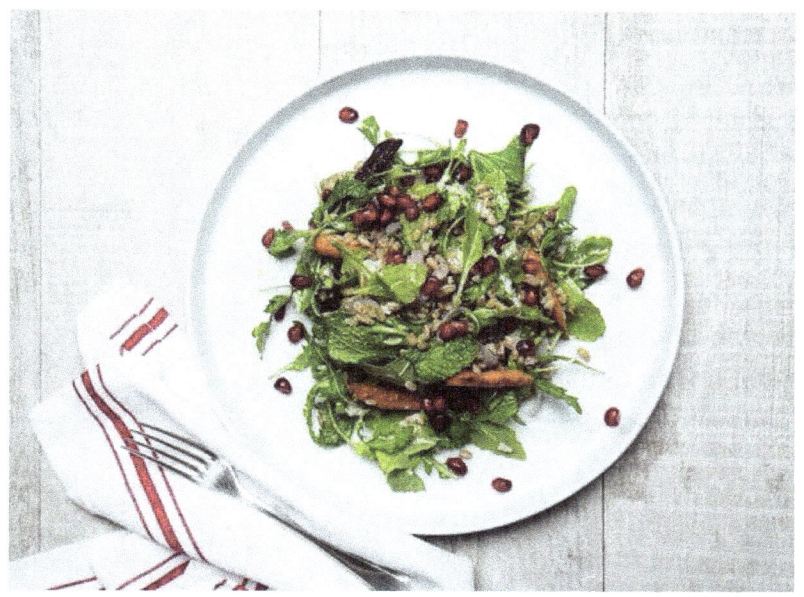

Sastojci

- 2 mrkve – naribane
- ½ nara
- ¼ žlice sjemenki gorušice
- ¼ žlice sjemenki kumina
- 4-5 listova curryja
- Stisnite asafetidu
- 1 žlica ulja
- Sol i šećer po ukusu
- Sok od limuna - po ukusu
- Svježi listovi korijandera

Upute

a) Uklonite sjemenke iz nara.
b) Pomiješajte šipak s mrkvom.
c) Zagrijte ulje u tavi i dodajte sjemenke gorušice. Kad popucaju dodajte sjemenke kima, listove curryja i asafetidu. Dodajte mješavinu začina u mrkvu.
d) Po ukusu dodajte šećer, sol i sok od limuna. Dobro promiješajte.
e) Po želji ukrasite korijanderom.

67.   Salata od krastavaca i kikirikija

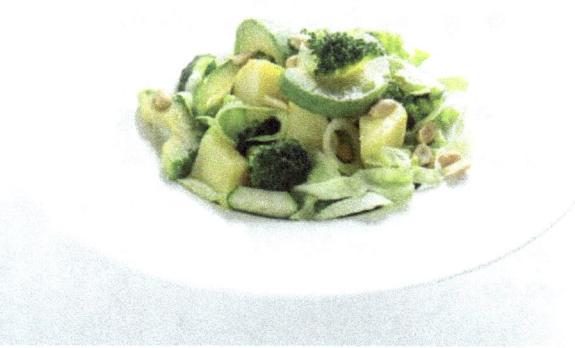

Sastojci

- 2 krastavca – oguljena i nasjeckana
- Šećer i sol po ukusu
- 2-3 žlice prženog kikirikija u prahu – ili po ukusu
- 1 žlica ulja
- 1/8 žlice sjemenki gorušice
- 1/8 žlice sjemenki kumina
- Stisnite asafetidu
- 4-5 listova curryja
- Sok od limuna - po ukusu

Upute

a) Zagrijte ulje u tavi. Dodajte sjemenke gorušice. Kad popucaju dodajte sjemenke kumina, asafetidu i listove curryja.

b) Mješavinu začina dodajte krastavcima.

c) Po ukusu dodajte sol, šećer i limun.

d) Dodajte kikiriki u prahu i dobro promiješajte.

68. Salata od krastavaca, rajčice i jogurta

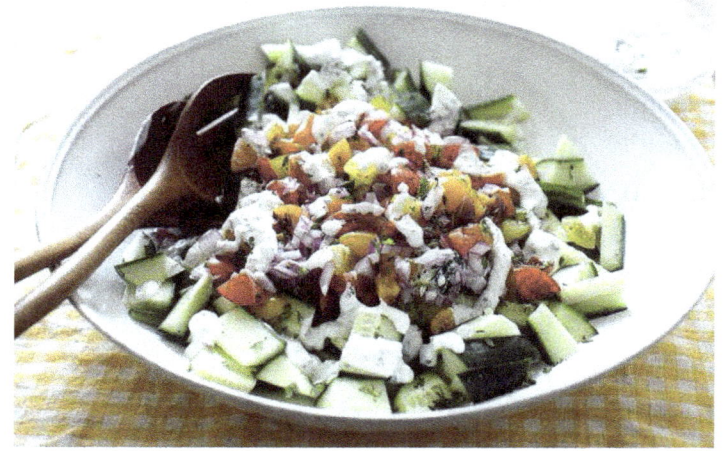

Sastojci

- 2 krastavca - nasjeckana
- 1 rajčica - nasjeckana
- 2 žlice običnog jogurta
- 2 žlice prženog kikirikija u prahu
- Sol i šećer po ukusu
- 1 žlica ulja
- $\frac{1}{4}$ žlice sjemenki gorušice
- $\frac{1}{2}$ žlice sjemenki kumina
- 4-5 listova curryja
- Stisnite asafetidu
- Svježi korijander

Upute

a) Pomiješajte krastavac, rajčicu i jogurt.
b) U posebnoj tavi zagrijte ulje i dodajte sjemenke gorušice. Kad popucaju dodajte sjemenke kima, listove curryja i asafetidu .
c) Pomiješajte mješavinu začina sa mješavinom krastavaca.
d) Dodajte kikiriki u prahu, sol, šećer i jogurt.
e) Ukrasite listićima korijandera.

JUHE

69.   Solsticijska krumpirova juha

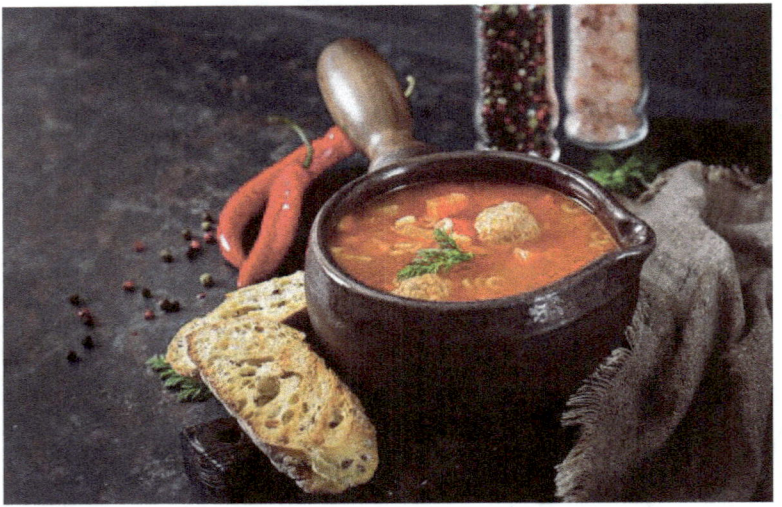

Sastojci:

- 1 litra krumpira narezanog na ploške 1 litra celera narezanog na ploške
- litra luka narezanog na ploške
- 1/8 šalice sirovog mljevenog češnjaka
- 1/8 šalice ulja za kuhanje
- 1 žlica čilija u prahu
- 1 žlica kurkume
- 1 žlica kumina
- 1 žlica korijandera Prstohvat kajenske paprike
- Sol

Upute:

a) Složite povrće u veliki lonac s krumpirom na dno. Napunite vodom i posolite.

b) Zakuhajte i kuhajte dok povrće ne omekša. U međuvremenu pirjajte čili u prahu, kurkumu, kumin, korijander i kajenski paprikaš na ulju za kuhanje i zatim dodajte juhi.

c) Češnjak dodajte na kraju prije posluživanja.

70. Juha od cikle

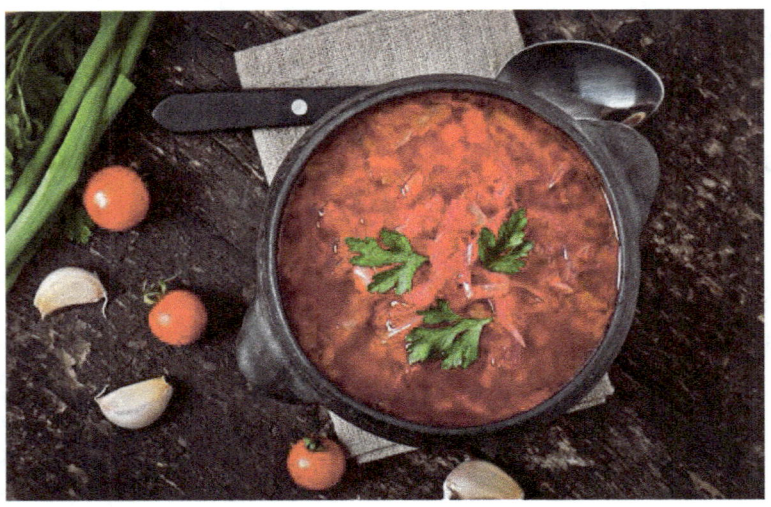

Sastojci

- 1 veća cikla
- 1 šalica vode
- 2 prstohvata kumina u prahu
- 2 prstohvata papra
- 1 prstohvat cimeta
- 4 prstohvata soli
- Iscijediti limun
- $\frac{1}{2}$ žlice gheeja

Upute

a) Skuhajte ciklu pa ogulite. Pomiješajte s vodom i po želji filtrirajte.
b) Prokuhajte smjesu pa dodajte preostale sastojke i poslužite.

71. Juha od mlaćenice i slanutka

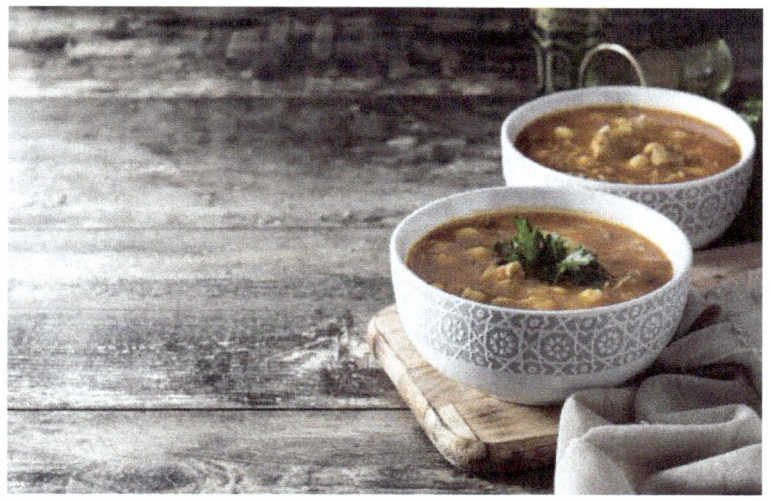

Sastojci

- 3 šalice mlaćenice
- 1/2 šalice brašna od slanutka
- 5-6 listova curryja
- 2 klinčića
- 1/8 žlice kurkume
- 1/4 žlice kumina
- $\frac{1}{8}$ žlice asafetide
- 1 žlica naribanog đumbira
- Posolite po ukusu

Upute

a) Pomiješajte mlaćenicu i brašno od slanutka dok ne bude grudica.
b) Zagrijte ulje i dodajte kumin, asafetidu , curry listiće, klinčiće i kurkumu.
c) Dodajte đumbir i sol i kuhajte minutu.
d) Dodajte mješavinu začina u smjesu mlaćenice i slanutka. Na srednje jakoj vatri kuhajte juhu. Kada juha počne da se diže i kuha juha je gotova.

72.   Miješana Dal juha

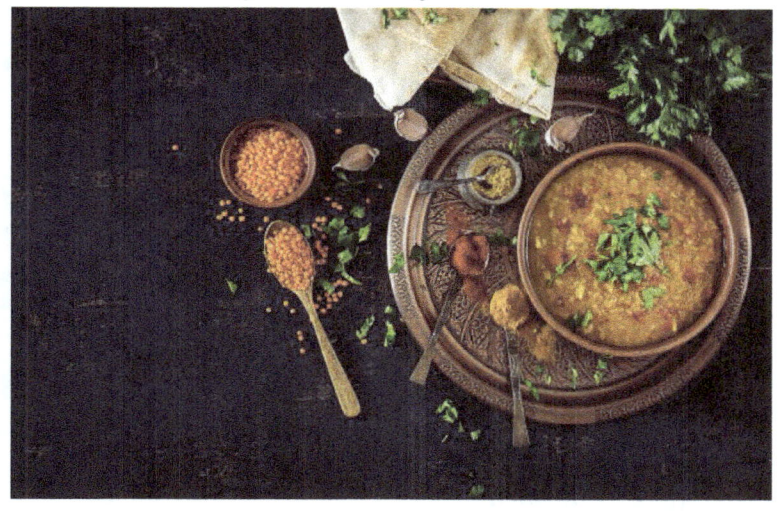

Sastojci

- 1/2 šalice dal
- 1 ½ šalice vode
- ½ žlice kurkume
- 1 žlica ulja
- ½ žlice sjemenki gorušice
- ½ žlice sjemenki kumina
- 5-6 listova curryja
- ½ žlice naribanog đumbira
- ½ žlice korijandera u prahu
- Stisnite asafetidu
- 1 rajčica - nasjeckana
- Svježi ribani kokos - po želji
- Sol i jaggery /smeđi šećer po ukusu
- Svježi korijander

Upute

a) Stavite vodu i dal u veliki lonac ili ekspres lonac i dodajte kurkumu. Pustite da zavrije i kuhajte dok dal ne omekša.

b) U posebnoj tavi zagrijte ulje, dodajte sjemenke gorušice, zatim sjemenke kumina, listove curryja, đumbir, korijander u prahu i asafetidu. Dodajte rajčicu i pržite 5 minuta.

c) Dodajte smjesu rajčice u dal. Dodajte kokos, sol i jaggery po ukusu.

d) Ukrasite svježim korijanderom i kokosom.

73. Dome-umirujuća juha

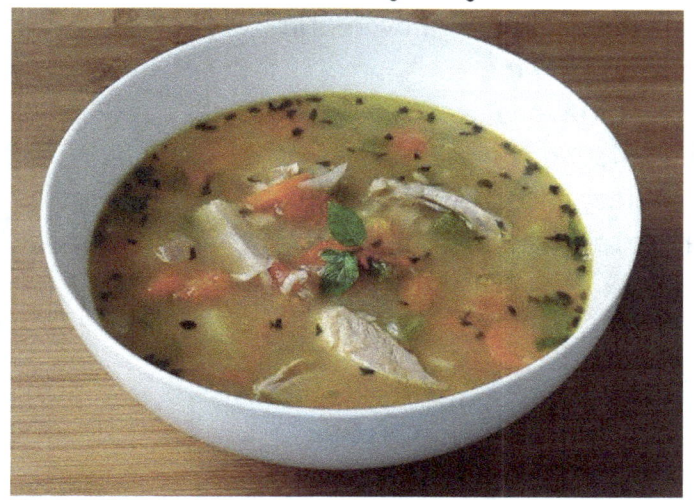

Sastojci

- 1 žlica ekstra djevičanskog maslinovog ulja
- 1 žuti luk, narezan na kockice
- 2 češnja češnjaka, mljevena
- 2 (9 unci) vrećice mladog špinata
- 1 šaka svježe metvice, grubo nasjeckane
- 2 kriške đumbira, otprilike veličine četvrtine, oguljene (po želji)
- 1 šalica pilećeg temeljca
- 2 prstohvata soli

Upute

a) Zagrijte ulje u loncu na srednje jakoj vatri. Dodajte luk i češnjak i kuhajte dok luk ne postane proziran. Pazite da češnjak ne zagori.

b) Dodajte špinat, mentu i đumbir, ako koristite. Kad špinat počne venuti dodajte temeljac ili vodu i sol. Kad je špinat potpuno kuhan, maknite ga s vatre. Izmiksajte uronjenim mikserom ili stavite u blender u serijama i pasirajte dok ne postane glatko.

74. Cijela juha od munga

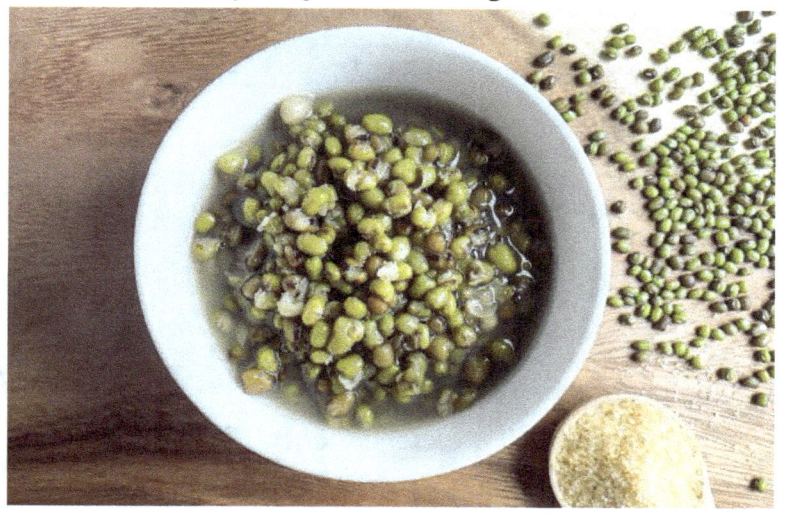

Sastojci
- ½ šalice mung graha, cijelog
- 1 šalica vode
- ¼ žlice kumina u prahu
- 4-6 kapi limuna
- ½ žlice maslaca/gheeja - po želji
- Posolite po ukusu

Upute

a) Namočite mung grah preko noći ili 10 sati.
b) Mung grah kuhajte u vodi ili u ekspres loncu (2 zviždaljke) dok ne omekša.
c) Pomiješajte mung grah i vodu dok smjesa ne postane glatka. Zagrijte do vrenja.
d) Dodajte limun, kumin u prahu, maslac/ghee i sol.

75. Zlatna juha od cvjetače s kurkumom

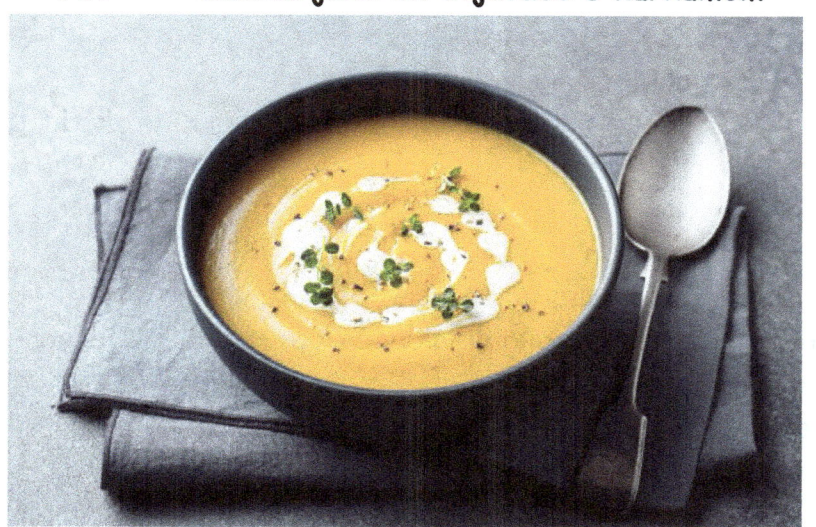

Sastojci

- 6 velikih šalica cvjetova cvjetače
- 3 češnja češnjaka, mljevena
- 2 žlice plus 1 žlica ulja sjemenki grožđa, kokosa ili avokada, podijeljeno
- 1 žlica kurkume
- 1 žlica mljevenog kima
- $\frac{1}{8}$ žlice zdrobljenih pahuljica crvene paprike
- 1 srednja glavica žutog luka ili lukovica komorača, nasjeckana
- 3 šalice juhe od povrća
- $\frac{1}{4}$ šalice punomasnog kokosovog mlijeka, promućkanog, za posluživanje

Priprema

a) Zagrijte pećnicu na 450°. U velikoj zdjeli pomiješajte cvjetaču i češnjak s 2 žlice ulja dok se dobro ne prekriju. Dodajte kurkumu, kumin i pahuljice crvene paprike i promiješajte da se ravnomjerno prekrije. Rasporedite cvjetaču na lim za pečenje u jednom sloju i pecite dok ne porumeni i ne omekša, 25-30 minuta.

b) U međuvremenu, u velikom loncu ili pećnici zagrijte preostalu 1 žlicu ulja na srednje jakoj vatri. Dodajte luk i kuhajte 2-3 minute dok ne postane proziran.

c) Kad je cvjetača gotova, izvadite je iz pećnice. Rezervirajte 1 šalicu za top juhu. Uzmite preostalu cvjetaču i dodajte u srednji lonac s lukom i ulijte juhu od povrća. Zakuhajte, zatim poklopite i kuhajte na laganoj vatri 15 minuta.

d) Pomiješajte juhu u glatki pire pomoću uronjenog blendera ili je ostavite da se ohladi i napravite pire u serijama običnim blenderom.
e) Poslužite preliveno pečenom cvjetačom i malo kokosovog mlijeka.

76. Začinjena juha s rezancima od đumbira

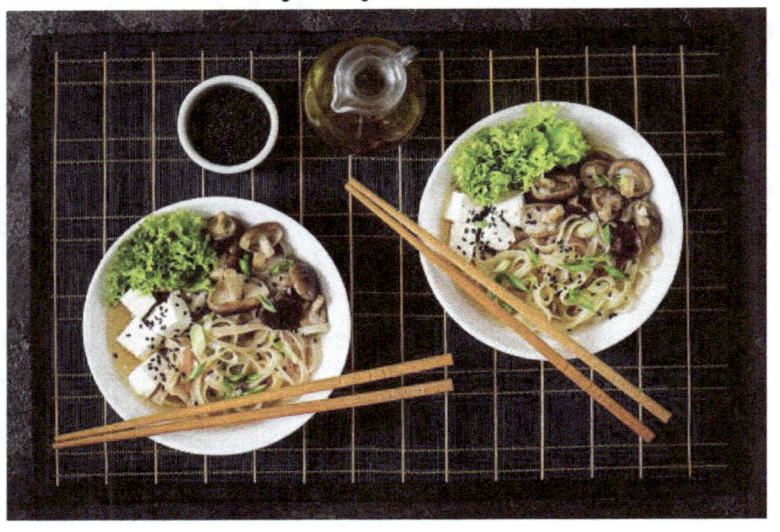

Porcije: 5 osoba

Sastojci

- 1/4 šalice sezamovog ulja
- 1 1/2 šalica pak choi stabljike i zelje nasjeckano na komade od 1 inča
- 1 crvena paprika bez peteljki, nasjeckana
- 12 mahuna odrezati krajeve, prepoloviti
- 1 jalapeño očišćen od sjemenki, peteljke, mljeveno
- 7 šalica vode
- 1/2 žlice čili paste
- 1 šalica tamarija
- 1/2 šalice mljevenog đumbira
- 2 žlice kokosovog šećera
- 1/4 šalice soka od limete
- 12 Oz čvrsti mljeveni tofu
- 1 1/4 očišćenih šampinjona
- Rižini rezanci od 2 oz razlomljeni na komade od 1 inča
- 1/4 šalice mladog luka
- 2 žlice mljevenog cilantra

Upute

a) Zagrijte ulje u srednje nereaktivnom temeljcu na srednje jakoj vatri dok ne provrije.

b) Dodajte pak choi, papar, zeleni grah i jalapeño. Pirjajte 10 minuta, često miješajući, dok povrće ne omekša. Dodajte vodu, čili pastu, tamari, đumbir, kokosov šećer i sok limete i pustite temeljac da lagano kuha, povremeno miješajući.

c) Dodajte tofu, gljive i izlomljene rižine rezance. Vratite juhu da zavrije i smanjite vatru. Kuhajte 8-10 minuta, dok rezanci ne omekšaju.
d) Maknite juhu s vatre i umiješajte svježe začinsko bilje. Pričekajte dvije minute i poslužite.

77. Juha za imunitet

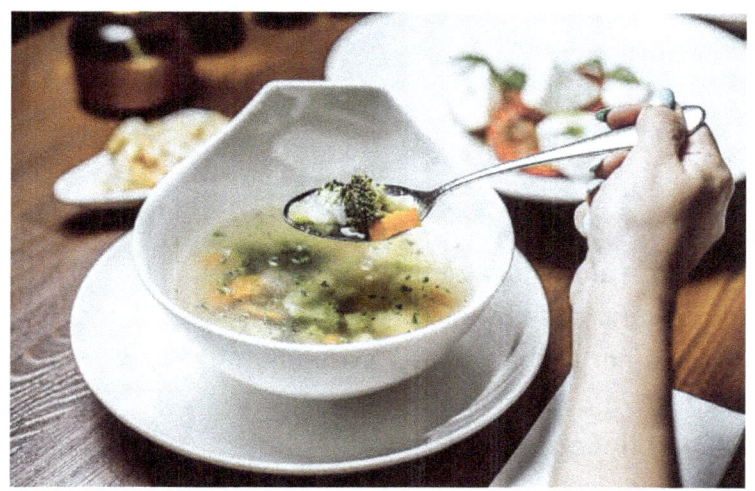

Prinos servira 8

Sastojci
- 2 žlice maslinovog ulja
- 1 1/2 šalice nasjeckanog luka
- 3 stabljike celera, tanko narezane
- 2 velike mrkve, tanko narezane
- 1 funta prethodno narezane gljive s vitaminom D
- 10 srednjih režnjeva češnjaka, nasjeckanih
- 8 šalica neslanog pilećeg temeljca
- 4 grančice timijana
- 2 lovorova lista 1 (15 oz.) konzerva neslanog slanutka, ocijeđenog
- 2 funte pilećih prsa bez kože i kostiju
- 1 1/2 žličice košer soli
- 1/2 žličice mljevene crvene paprike
- 12 unci kovrčavog kelja, uklonjene stabljike, potrgani listovi

Upute
a) Zagrijte ulje u velikoj nizozemskoj pećnici na srednje jakoj vatri

b) Dodajte luk, celer i mrkvu; kuhati uz povremeno miješanje 5 minuta. Dodajte gljive i češnjak; kuhajte uz često miješanje 3 minute. Umiješajte temeljac, majčinu dušicu, lovor i slanutak; zakuhati. Dodajte piletinu, sol i crvenu papriku; poklopite i pirjajte dok piletina ne bude gotova, oko 25 minuta.

c) Izvadite piletinu iz nizozemske pećnice; malo ohladite. Isjeckajte meso s 2 vilice; odbaciti kosti. U juhu umiješajte piletinu i kelj; poklopite i pirjajte dok kelj ne omekša, oko 5 minuta. Odbacite grančice timijana i listove lovora.

78.   Juha od špinata

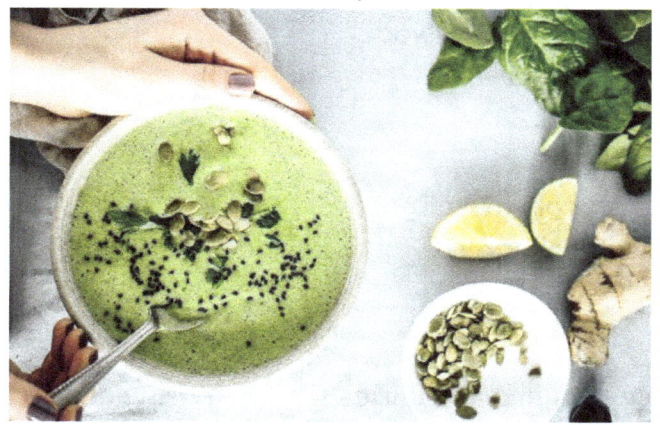

Služi 2

Sastojci
- 4 inča (10 cm) krastavca
- 2 avokada
- 3 ½ unce (100 g) mladog špinata
- 10-13 tekućih unci (300-400 ml) vode
- 2 žlice nasjeckanog peršina
- ½ vezice svježeg bosiljka
- 2 žlice vlasca nasjeckanog
- ½ žlice soka limete prstohvat soli
- Narežite krastavac i avokado na velike komade.

Upute
a) U blenderu ili procesoru hrane pomiješajte špinat i vodu, počevši s 10 tekućih unci (300 ml) vode. Dodajte preostale sastojke i ponovno izmiksajte.

b) Dodajte još vode malo po malo da dobijete pravu konzistenciju i kušajte da vidite treba li još limete ili soli.

79. Energetska juha

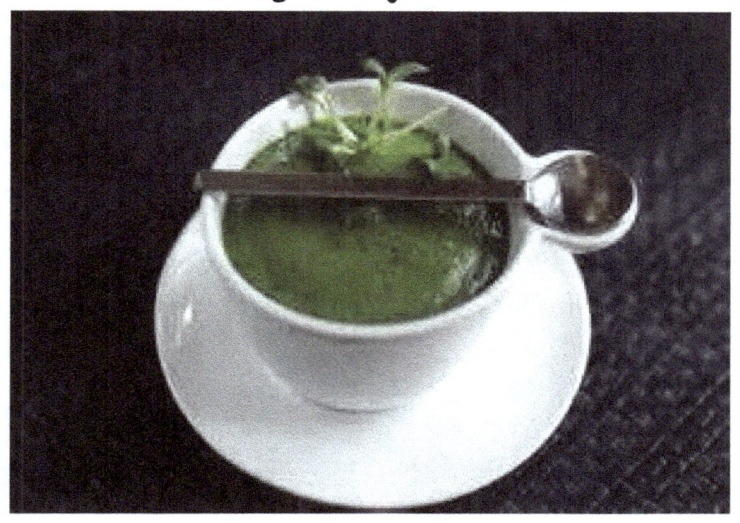

1 porcija

Sastojci:

- 1 stabljika celera
- 1 jabuka
- ½ krastavca
- 1 ½ unce (40 g) špinata ½ šalice (100 ml) klica lucerne žlice soka od limuna
- ½ -2 šalice (300-500 ml) vode
- ½ avokada
- biljna sol po ukusu

Upute

a) Narežite celer, jabuku i krastavac na komade. Pomiješajte sve sastojke osim avokada, počevši s 1½ šalice (300 ml) vode.

b) Dodajte avokado i ponovno izmiksajte. Po potrebi dodajte još vode i začinite biljnom soli.

DESERI

80. Mousse od rogača s avokadom

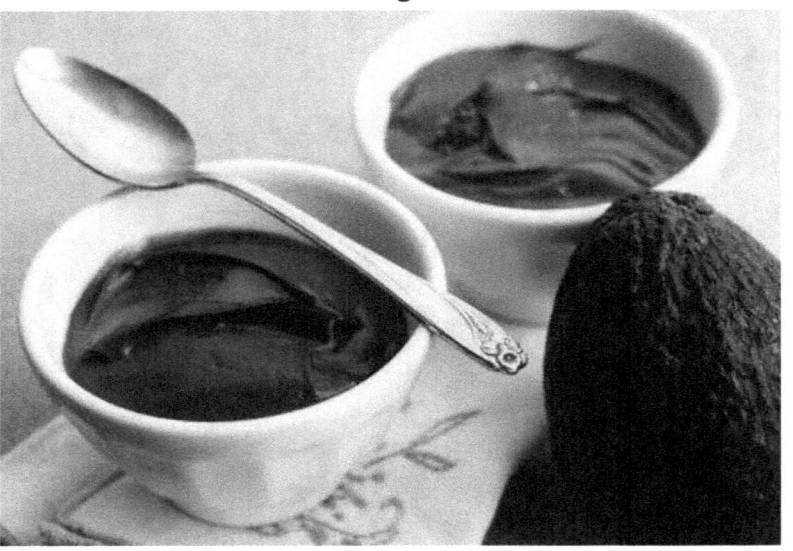

1 porcija

Sastojci:

- 1 žlica kokosovog ulja
- ½ šalice (100 ml) vode
- 5 datuma
- 1 žlica rogača u prahu
- ½ žličice mljevene mahune vanilije 1 avokado
- ¼ šalice (50 ml) malina, svježih ili smrznutih i odmrznutih

Upute

a) Ugrijajte kokosovo ulje u tekućem stanju na vrućoj parnoj kotao. Pomiješajte vodu i datulje u multipraktiku.
b) Dodajte kokosovo ulje, rogač u prahu i mljevenu mahunu vanilije i ponovno promiješajte.
c) Na kraju dodajte avokado i još kratko miksajte.
d) Poslužite u zdjelici s malinama.

81. Jabuke murve

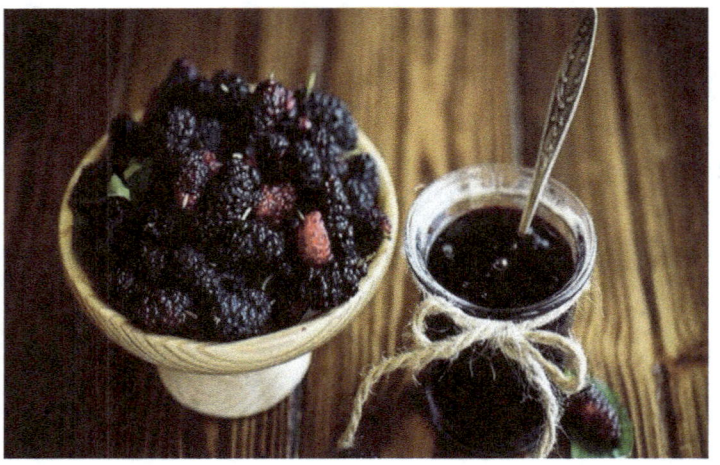

Sastojci:

- 2 jabuke
- 1 žličica cimeta
- ½ žličice kardamoma
- 4 žlice dudova

Upute

a) Jabuke krupno naribajte i pomiješajte sa začinima.
b) Dodajte dudove i ostavite da odstoje pola sata prije posluživanja.

82. Mafini od borovnice i grčkog jogurta

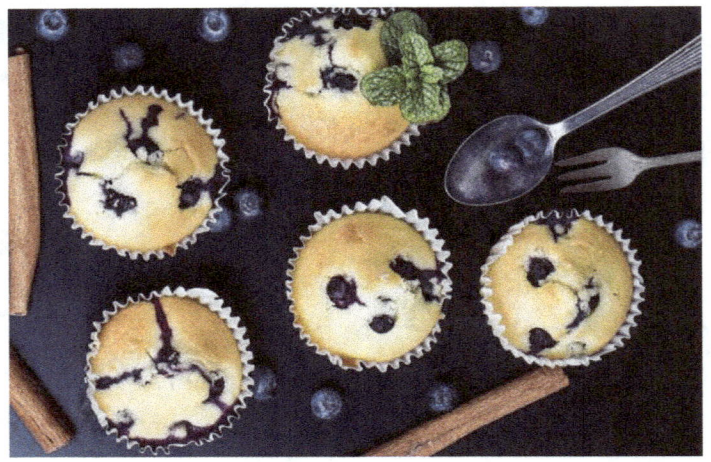

Prinos: 6 muffina

Sastojci:

- 1/3c bijelog brašna + 1 žlica (rezervirano)
- 1/3 c pšeničnog brašna
- 2/3 šalice proteinskog praha
- 1/2 žlice praška za pecivo
- 1/4 žlice soli
- 1/2 šalice običnog punomasnog mlijeka grčkog jogurta
- 1 jaje
- 1/2 šalice umaka od jabuka
- 1/3 šalice šećera
- 1 žlica vanilije
- 1 šalica borovnica, svježih ili smrznutih

Upute

a) Zagrijte pećnicu na 400 stupnjeva. Kalup za muffine obložite podlogama ili upotrijebite neljepljivi sprej.
b) U velikoj zdjeli pomiješajte brašno, proteinski prah, prašak za pecivo i sol.
c) U zdjeli srednje veličine umutite jogurt, jaje, umak od jabuka, šećer i vaniliju.
d) Dodajte mokre sastojke u smjesu brašna i miješajte dok se ne sjedine.
e) Stavite borovnice u manju zdjelu i pospite sa 1 žlicom brašna.
f) Nježno umiješajte borovnice u tijesto.

g) Napunite pripremljeni kalup za muffine, gotovo svaki muffin do vrha. Ovo bi trebalo biti oko 6 muffina, ovisno o veličini kalupa za muffine.
h) Pecite muffine na 400°C 18-20 minuta dok ne porumene i dok čačkalica zabodena ne izađe čista.

83. Oštar kolač od mrkve

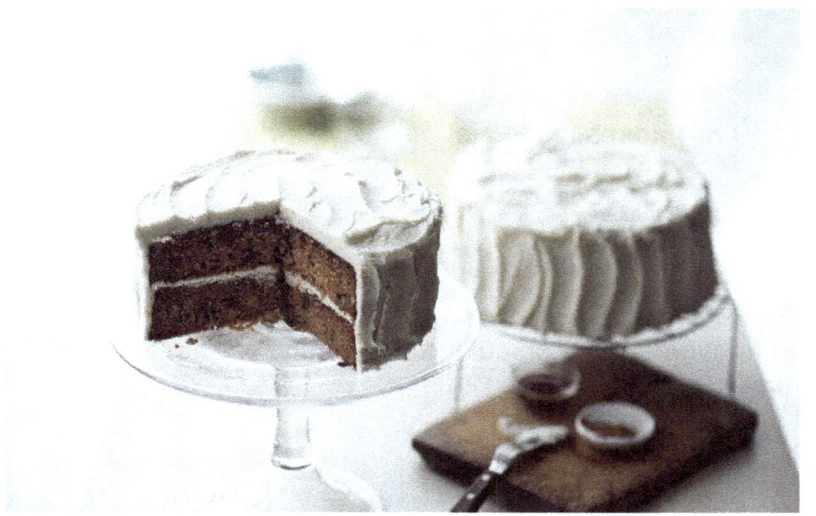

Služi 4

Sastojci:

- ¼ šalice (50 ml) kokosovog ulja
- 6 mrkvi
- 2 crvene jabuke
- 1 žličica mljevene mahune vanilije
- 4 svježe datulje
- 1 žlica limunovog soka, korica jednog limuna, sitno naribana
- 1 šalica (50 ml) goji bobica

Upute
a) Pretvorite kokosovo ulje u tekućinu.
b) Mrkvu narežite na veće komade i izmiksajte u sjeckalici dok se krupno ne nasjecka. Dodati jabuku izrezanu na veće komade i ponovno promiješati. Dodajte preostale sastojke i miješajte dok se sve ne sjedini.
c) Po potrebi dodajte još limuna i mljevene mahune vanilije. Tijesto rasporedite na pladanj i stavite u hladnjak nekoliko sati prije posluživanja. Ukrasite goji bobicama.

84. Krema od brusnice

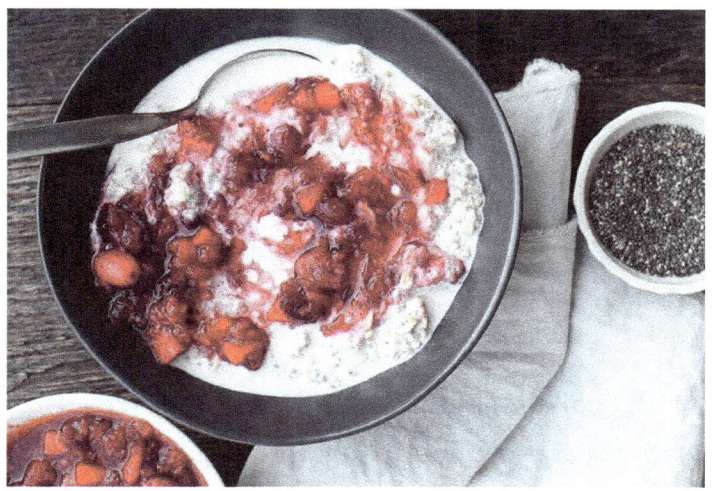

1 porcija

Sastojci:

- Vokado _
- 1½ šalice (100 ml) namočenih brusnica
- 1-2 žličice soka od limuna
- ½ šalice (100 ml) malina, svježih ili smrznutih

Upute

a) Pomiješajte sok od avokada, brusnice i limuna. Po potrebi dodajte vode da dobijete kremastu konzistenciju.
b) Stavite u zdjelu i nadjenite maline.

85. Jednostavan desert od jabuka

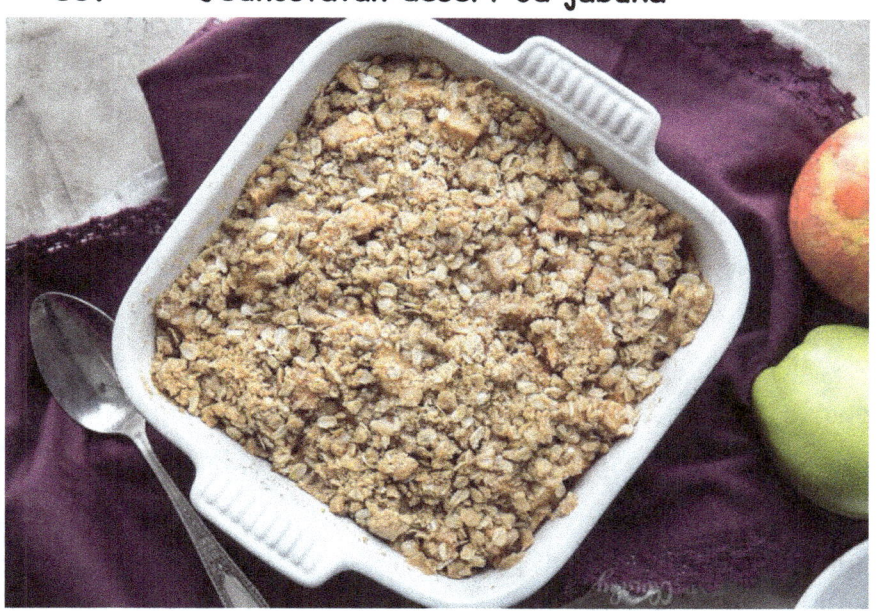

Sastojci:

- ½ šalice (42 g) graham krekera, zdrobljenih
- 5 jabuka, bez koštice i kore
- ½ žličice (1,2 g) cimeta
- ¼ žličice (0,5 g) pimenta
- ¼ šalice (40 g) grožđica
- ⅓ šalice (80 ml) soka od jabuke

Upute

a) Pošpricajte tanjur za pitu neprianjajućim biljnim uljem u spreju. U tanjur rasporedite mrvice krekera. Prekrijte kriškama jabuke.

b) Pospite cimetom i alevom paprikom. Po vrhu rasporedite grožđice. Prelijte sokom. Poklopite i stavite u mikrovalnu 15 minuta.

86. Tapioka od jabuke

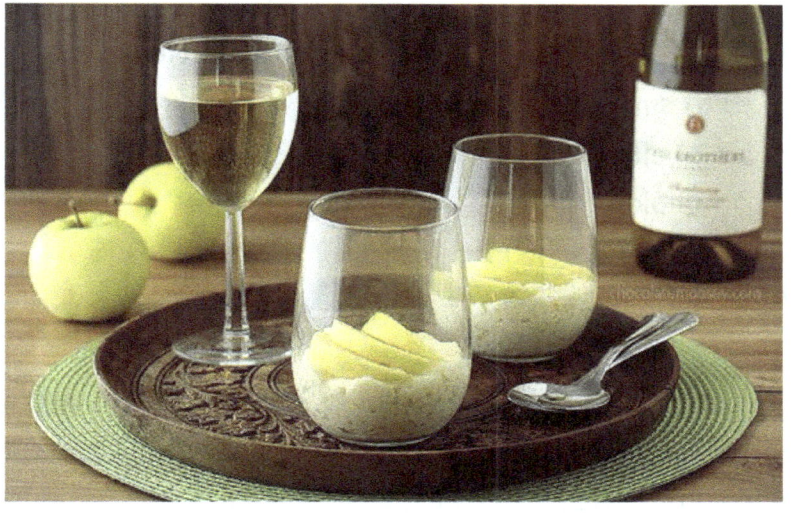

Sastojci:

- 4 šalice (600 g) jabuka, oguljenih i narezanih na ploške
- ½ šalice (115 g) smeđeg šećera
- ¾ žličice (1,7 g) cimeta
- 2 žlice (1 g) tapioke
- 2 žlice (30 ml) soka od limuna
- 1 šalica (235 ml) kipuće vode

Upute

a) U srednjoj zdjeli pomiješajte jabuke sa smeđim šećerom, cimetom i tapiokom dok se ne ujednače. Stavite jabuke u sporo kuhalo. Po vrhu prelijte limunovim sokom.

b) Ulijte kipuću vodu. Kuhajte na visokoj temperaturi 3 do 4 sata.

87. Puding od batata

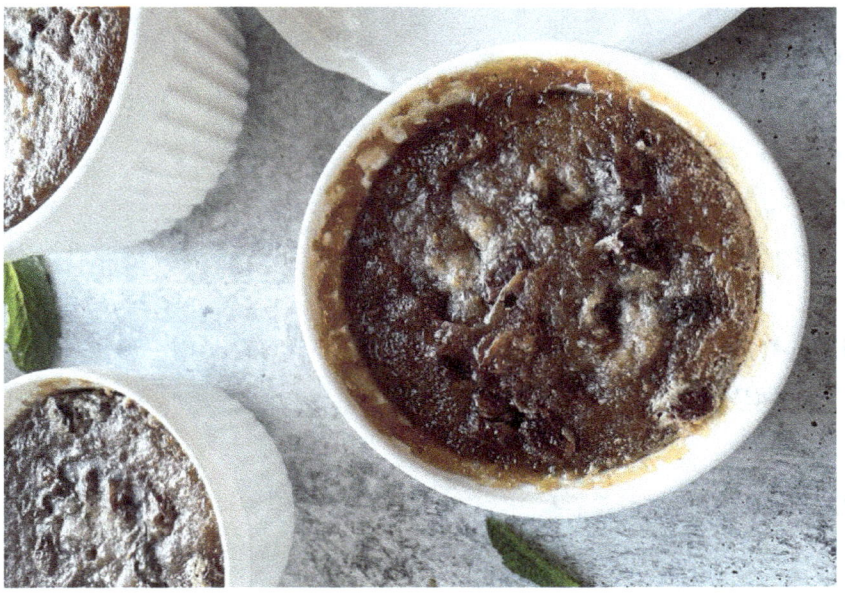

Sastojci:

- ¾ šalice (150 g) šećera
- ½ šalice (120 ml) zamjene za jaja
- ½ šalice (120 ml) kokosovog mlijeka
- 1 žlica (15 ml) soka limete
- ¼ šalice (60 ml) ruma
- ½ žličice (2,3 g) praška za pecivo
- ½ žličice (1,2 g) cimeta
- ¼ šalice (40 g) grožđica

Upute

a) Zagrijte pećnicu na 350°F (180°C ili plinska oznaka 4). U pire krumpir naizmjenično dodajte šećer i zamjenu za jaja, dobro promiješajte nakon svakog dodavanja. Dodajte kokosovo mlijeko. Dobro izblendajte. Umiješajte sok limete i rum. Dobro promiješajte.

b) Pomiješajte prašak za pecivo i cimet i dodajte u smjesu krumpira, zajedno s grožđicama. Dobro promiješajte. Ulijte smjesu u podmazani kalup za kolače ili Bundt tavu i pecite 50 minuta ili dok ne bude gotovo.

88. Pečene jabuke

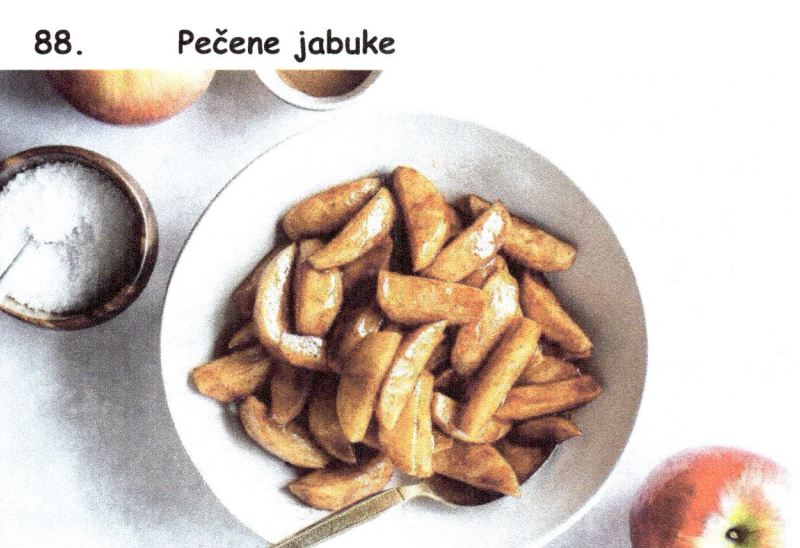

Sastojci:

- 6 jabuka
- ¼ šalice (60 g) smeđeg šećera
- ½ šalice (80 g) grožđica
- ½ žličice (1,2 g) cimeta
- ¼ žličice (0,6 g) muškatnog oraščića
- 1 žlica (14 g) neslanog margarina

Upute

a) Zagrijte pećnicu na 350°F (180°C ili plinska oznaka 4). Jabuke oprati i očistiti od jezgre; stavite u plitku posudu za pečenje. Pomiješajte smeđi šećer, grožđice, cimet i muškatni oraščić u maloj posudi. Napunite sredinu svake jabuke mješavinom smeđeg šećera i pošarajte s ½ žličice (2 g) margarina.

b) U posudu za pečenje dodajte vode tek toliko da prekrije dno; pecite, nepokriveno, 30 minuta ili dok jabuke ne omekšaju, povremeno podlijevajući sokom.

89. Jabuke na žaru s medom

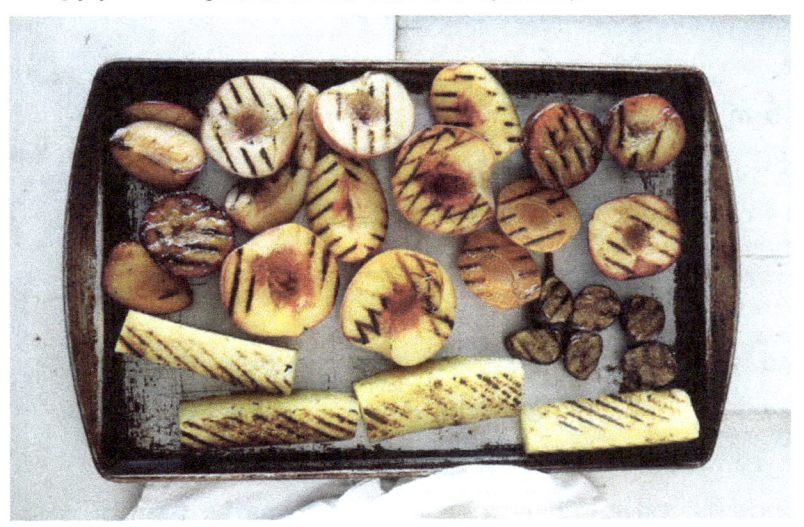

Sastojci:

- 4 jabuke
- 1 žlica (15 ml) meda
- 2 žlice (30 ml) soka od limuna
- 1 žlica (14 g) neslanog margarina

Upute

a) Jabukama izvadite jezgru i izrežite ih na kriške kroz koru kako bi svaka jabuka izgledala kao rezovi naranče. Pomiješajte med, limunov sok i margarin.

b) Žlicom dodajte smjesu u jezgre jabuka. Zamotajte jabuke u podmazanu čvrstu aluminijsku foliju, preklopite i zatvorite. Pecite na roštilju dok ne omekša, oko 20 minuta.

90. kolač od jabuka

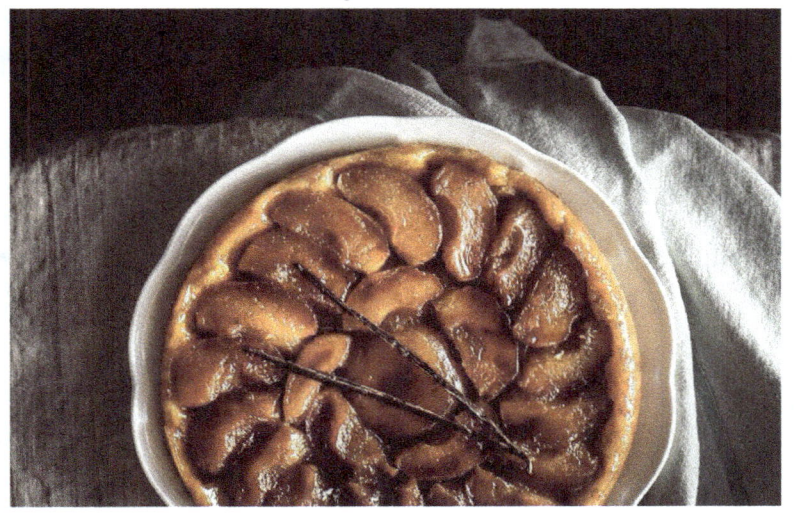

Sastojci:

- 4 jabuke oguljene i narezane na ploške
- 1 žličica (2,3 g) cimeta
- ½ šalice (100 g) plus
- 1 žlica (13 g) šećera, podijeljena
- ¼ šalice (60 ml) zamjene za jaja
- ¼ šalice (56 g) neslanog margarina, otopljenog
- ½ žličice (2,3 g) praška za pecivo
- 1 šalica (125 g) brašna

Upute

a) Zagrijte pećnicu na 350°F (180°C ili plinska oznaka 4). Stavite jabuke u zdjelu. Dodajte cimet i 1 žlicu (13 g) šećera i dobro promiješajte. Ulijte u stakleni tanjur za tortu od 10 inča (25 cm) premazan neljepljivim sprejom od biljnog ulja. U istoj zdjeli umutite zamjenu za jaja.

b) Dodajte otopljeni margarin, preostalih ½ šalice (100 g) šećera, prašak za pecivo i brašno. Preliti preko jabuka. Pecite 40 do 45 minuta, ili dok ne poprimi zlatnosmeđu boju i dok drveni kramp umetnut u sredinu ne izađe čist.

91. Kore za pitu sa smanjenim udjelom masti

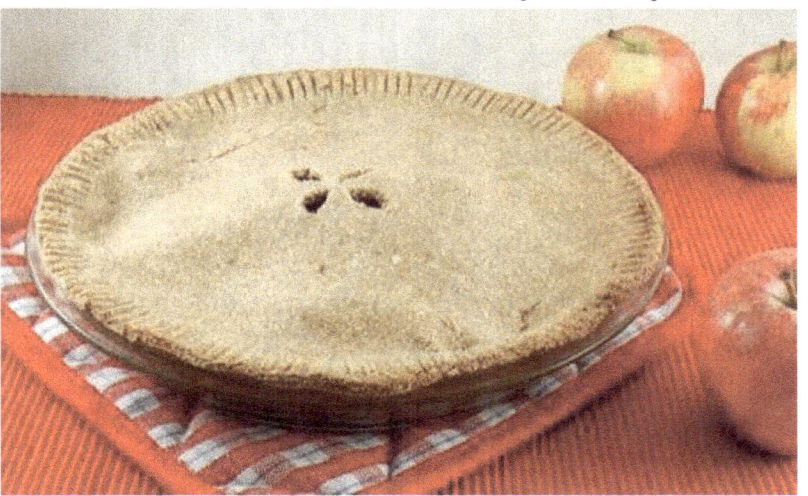

Sastojci:

- ⅓ šalice (80 ml) ulja kanole
- 1⅓ šalice (160 g) brašna
- 2 žlice (30 ml) hladne vode

Upute

a) U brašno dodajte ulje i dobro promiješajte vilicom. Pospite vodom i dobro promiješajte. Rukama utisnite tijesto u kuglu i spljoštite. Zamotajte između dva komada voštanog papira.

b) Uklonite gornji komad voštanog papira, preokrenite preko tanjura za pite i uklonite drugi komad voštanog papira. Pritisnite na mjesto. Za pite koje ne zahtijevaju pečeni nadjev, pecite na 400°F (200°C ili plinska oznaka 6) 12 do 15 minuta ili dok lagano ne porumene.

ZAČINI I MJEŠAVINE ZAČINA

92. Bijeli umak s malo masnoće

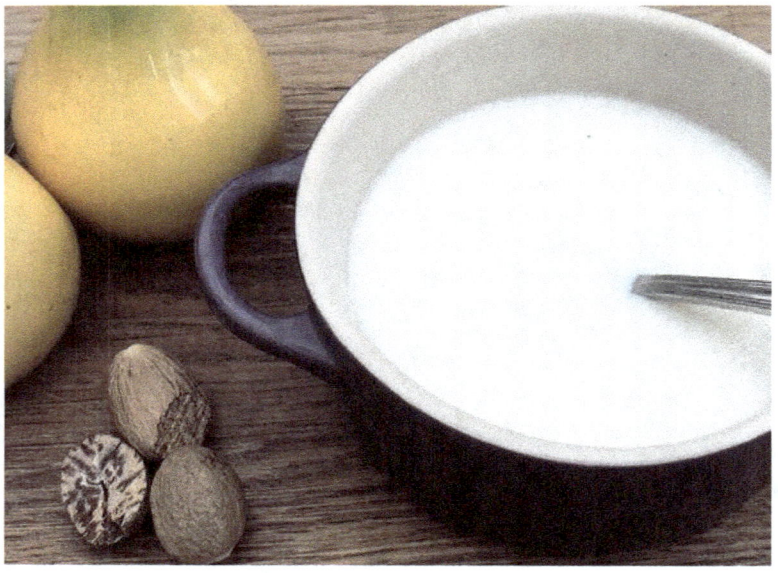

Sastojci:

- 6 žlica (48 g) brašna
- 3 šalice (710 ml) obranog mlijeka, podijeljeno
- ¼ žličice (0,6 g) mljevenog muškatnog oraščića
- ¼ šalice (60 ml) zamjene za jaja

Upute

a) U teškoj srednjoj posudi za umake, umutite brašno da uklonite sve grudice. Postupno dodajte 1 šalicu (235 ml) mlijeka, miješajući dok smjesa ne postane glatka. Dodajte preostale 2 šalice (475 ml) mlijeka i muškatni oraščić. Kuhajte na srednje jakoj vatri uz stalno miješanje oko 10 minuta dok se smjesa ne zgusne i ne zakipi.

b) Maknite s vatre. Umutiti malo smjese u zamjenu za jaja. Zatim dodajte smjesu zamjene za jaja ostatku smjese bijelog umaka, neprestano miješajući. Začiniti po želji.

93. Niskomasni umak od sira

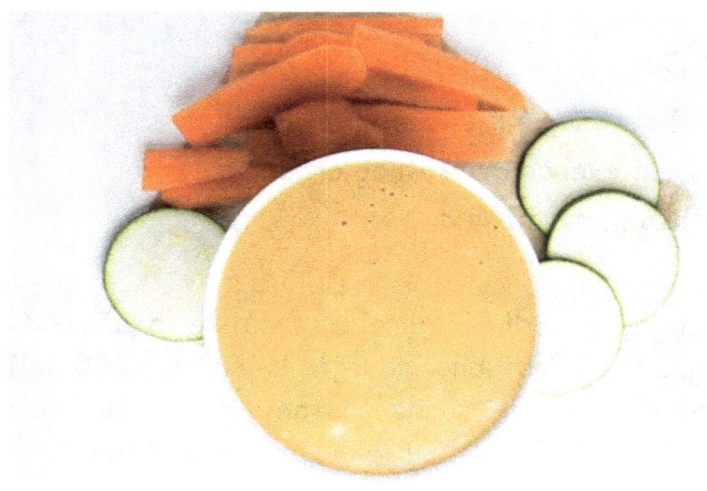

Sastojci:

- 2 šalice (475 ml) obranog mlijeka
- 2 žlice (16 g) kukuruznog škroba
- 1 šalica (120 g) nemasnog cheddar sira, nasjeckanog
- 8 unci (225 g) nemasnog krem sira, narezanog na kockice

Upute

a) Pomiješajte mlijeko i kukuruzni škrob u loncu. Dovedite polako do gotovo točke vrenja uz stalno miješanje. Kuhajte na ovoj temperaturi dok se mlijeko ne počne zgušnjavati.

b) Maknite s vatre i umiješajte sireve. Pustite da odstoji dok se sir ne rastopi, zatim miješajte ili mutite dok ne postane glatko.

94. Tofu majoneza

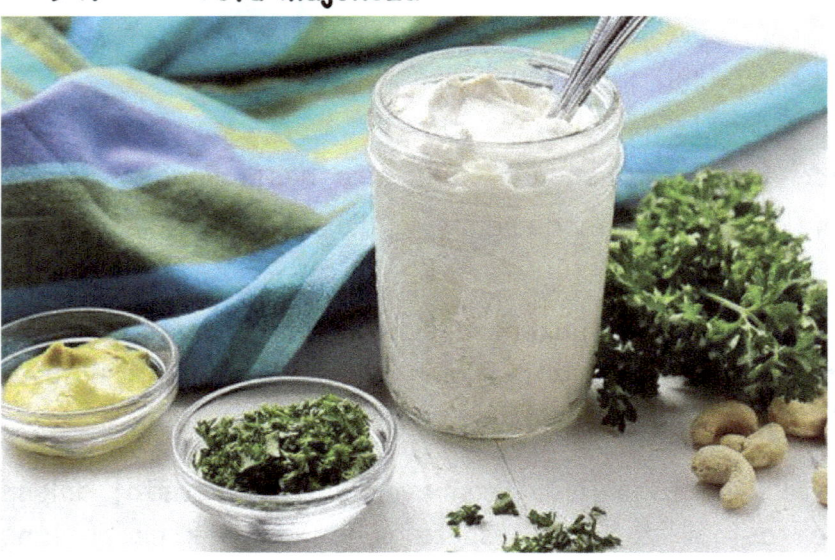

Sastojci:

- ½ funte (225 g) čvrstog tofua
- ½ žličice (1,5 g) suhe gorušice
- ⅛ žličice (0,3 g) kajenskog papra
- 2 žlice (30 ml) svježeg soka od limuna
- 2 žlice (30 ml) maslinovog ulja
- 2 žlice (30 ml) vode

Upute

a) U procesoru hrane ili blenderu izmiješajte tofu, senf, kajenski papar i limunov sok dok se ne pomiješaju. Dok stroj još radi, dodajte ulje vrlo polako, a zatim dodajte vodu.

b) Miješajte dok ne postane glatko. Zaustavite stroj nekoliko puta tijekom obrade i ostružite stranice. Čuva se do 3 mjeseca kada se hladi u hermetički zatvorenoj posudi.

95.   Kremasti umak od limuna

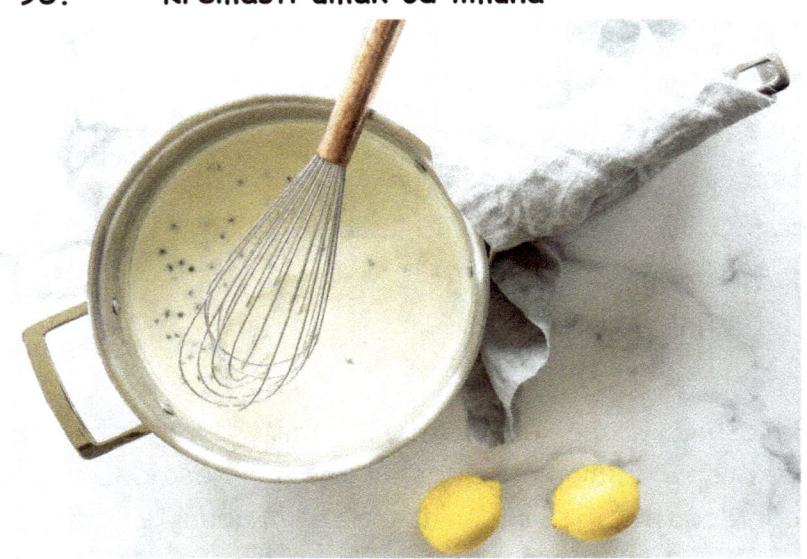

Sastojci:

- 1 šalica (230 g) kiselog vrhnja bez masnoće
- 1 žličica (1,7 g) naribane kore limuna
- 2 žlice (30 ml) soka od limuna
- ½ žličice (2 g) šećera

Upute

a) U srednjoj zdjeli pomiješajte kiselo vrhnje, limunovu koricu, limunov sok i šećer; miješati dok se dobro ne sjedini.

96.   Kremasti pileći umak sa smanjenim udjelom masti

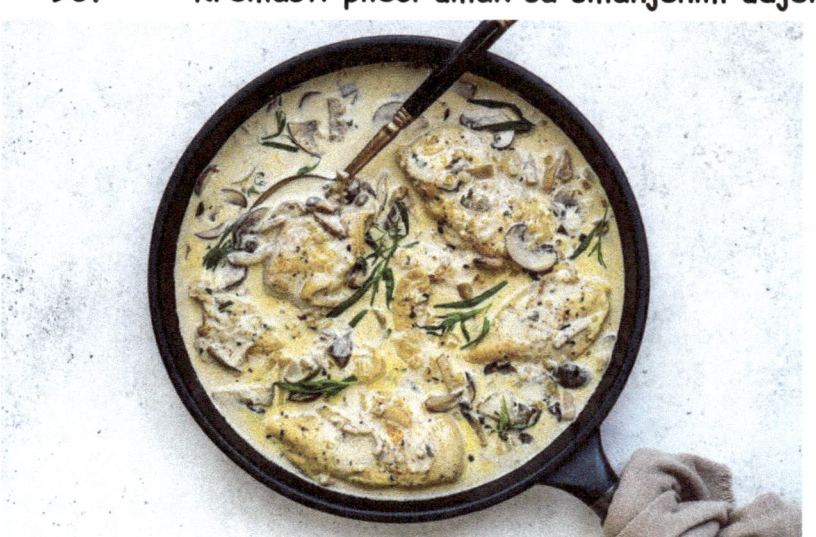

Sastojci:

- 2 žlice (20 g) luka, nasjeckanog
- ½ šalice (120 ml) pileće juhe s niskim sadržajem natrija
- ⅓ šalice (40 g) brašna
- 2 šalice (475 ml) obranog mlijeka
- ½ šalice (120 ml) suhog bijelog vina
- 1 žličica (2 g) pileće bujone

Upute

a) Kuhajte luk i juhu u tavi od 1 litre (946 ml) dok se tekućina gotovo sva ne skuha. U maloj posudi umutite brašno s mlijekom.

b) Dodajte u smjesu luka u tavi i nastavite kuhati, miješajući dok se umak ne počne zgušnjavati. Dodajte vino i bujon i umutite da se sjedini.

97.   Umak od svježeg sira

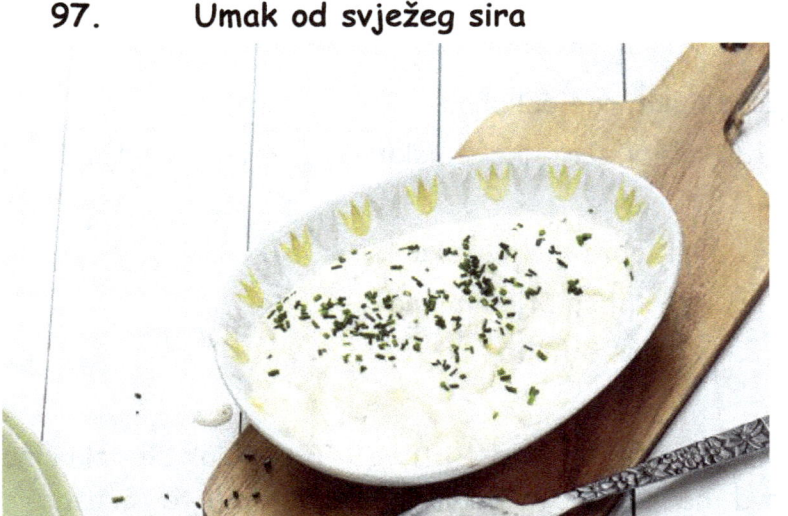

Sastojci:

- 1 šalica (226 g) nemasnog svježeg sira
- 1 šalica (235 ml) obranog mlijeka
- 2 žlice (30 ml) vode
- 2 žlice (16 g) kukuruznog škroba

Upute

a) U blenderu pomiješajte svježi sir i mlijeko. Ulijte u lonac i zagrijte gotovo do vrenja. Staviti na stranu. Dodajte vodu u kukuruzni škrob i pomiješajte u pastu. Dodajte smjesi svježeg sira u lonac i dobro promiješajte.

b) Kuhajte 10 minuta uz stalno miješanje dok se ne zgusne.

98. Cabernet umak

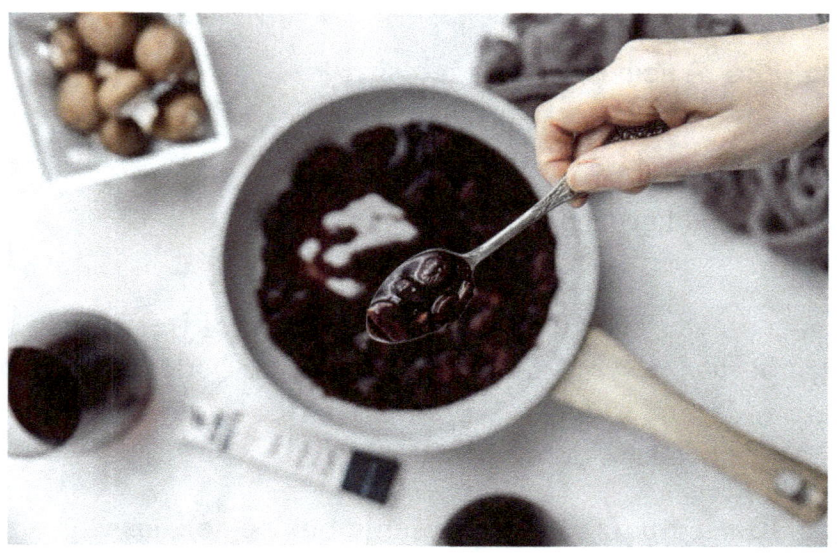

Sastojci:

- ¼ šalice (40 g) nasjeckanog luka
- ¾ šalice (53 g) gljiva, narezanih na ploške
- 1 žlica (8 g) brašna
- ½ šalice (120 ml) Cabernet sauvignona
- ¼ šalice (60 ml) pileće juhe s niskim sadržajem natrija
- 1 žlica (2,7 g) osušene majčine dušice

Upute

a) Srednju neprianjajuću tavu poprskajte maslinovim uljem u spreju. Na srednjoj vatri pirjajte luk i gljive dok ne omekšaju, oko 4 do 5 minuta. Dodajte brašno u tavu i miješajte s povrćem dok se ne otopi. Pojačajte vatru i dodajte vino. Kuhajte 1 minutu.

b) Dodajte juhu i majčinu dušicu. Kuhajte 4 minute da se tekućina smanji i zgusne. Dodati papra po ukusu. Žlicom prelijte umak preko odreska.

99.   Umak od pečene crvene paprike

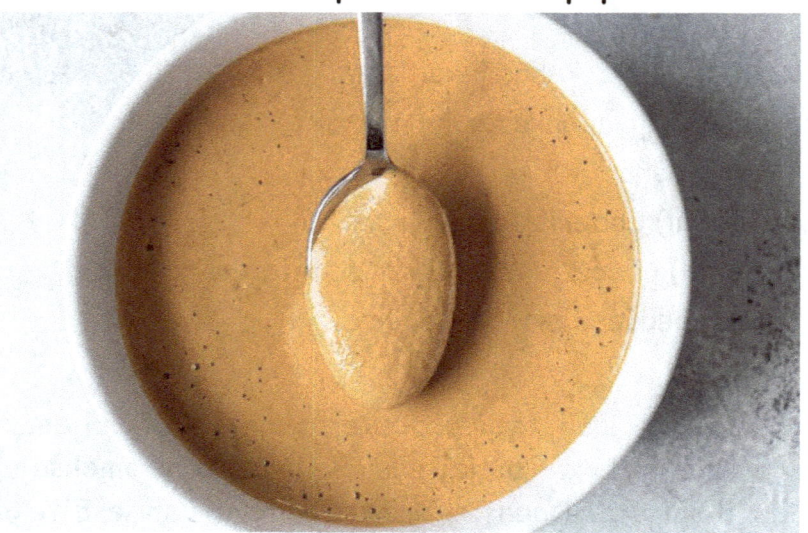

Sastojci:

- 4 crvene paprike babure
- ½ šalice (115 g) kiselog vrhnja bez masnoće
- ¼ žličice (0,5 g) crnog papra
- ½ žličice (1,6 g) češnjaka u prahu

Upute

a) Prethodno zagrijte brojlere. Paprike stavite na lim za pečenje i pecite dok kora ne pocrni i ne postanu mjehurići, često ih okrećući. Stavite u papirnatu vrećicu i zatvorite dok se ne ohladi da opusti kožu. Uklonite kožu i stavite paprike u blender ili procesor hrane i izmiješajte dok ne postane glatka.

b) Dodajte preostale sastojke; dobro izmiješati. Može se grijati ili koristiti hladno preko mesa ili tjestenine.

100. Fajita marinada bez masti

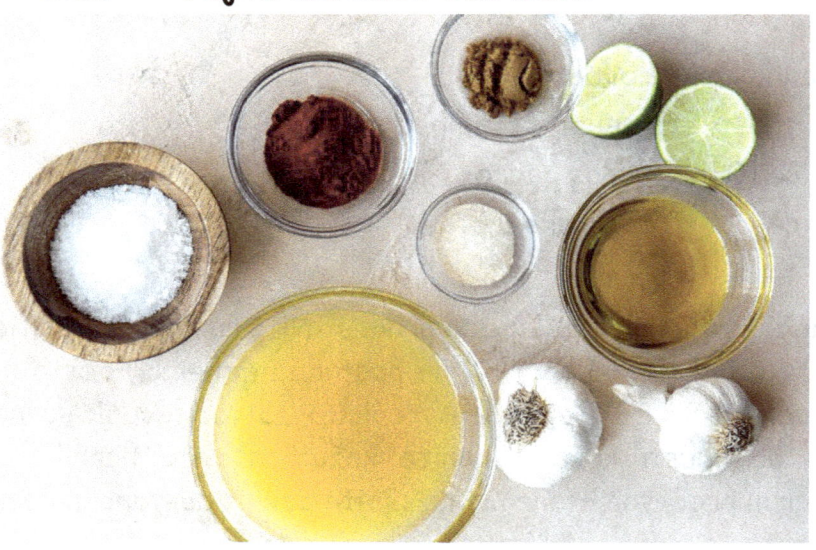

Sastojci:

- ¼ šalice (60 ml) crvenog vinskog octa
- 2 žlice (30 ml) Worcestershire umaka
- 2 žlice (30 ml) soka od limuna
- 2 žlice (30 ml) soka limete
- ½ žličice (1 g) crnog papra
- 1 žlica (4 g) cilantra
- 1 žlica (7 g) kumina
- 1 žličica (3 g) češnjaka u prahu
- 1 žličica (1 g) sušenog origana

Upute

a) Pomiješajte sastojke i upotrijebite ih za mariniranje govedine ili piletine najmanje 6 sati ili preko noći.

ZAKLJUČAK

Dijeta s niskim kolesterolom osmišljena je za snižavanje razine kolesterola pojedinca. Kolesterol je voštana tvar koju proizvodi jetra, a također se dobiva prehranom. Kolesterol se ne otapa u krvi. Umjesto toga, kreće se kroz krvožilni sustav u kombinaciji s nosivim tvarima zvanim lipoproteini. Postoje dvije vrste kombinacija nosača i kolesterola, lipoprotein niske gustoće (LDL) ili "loš" kolesterol i lipoprotein visoke gustoće ili "dobar" kolesterol.

Studije su dosljedno pokazale da snižavanje LDL kolesterola smanjuje rizik od kardiovaskularne smrti, srčanog udara, moždanog udara i potrebe za kateterizacijom srca ili operacijom premosnice. To se pokazalo kod onih s utvrđenom koronarnom arterijskom bolešću, kao i kod visokorizičnih pacijenata bez koronarne arterijske bolesti.

www.ingramcontent.com/pod-product-compliance
Lightning Source LLC
Chambersburg PA
CBHW070352120526
44590CB00014B/1104